Mosaik
bei GOLDMANN

Buch

Viele Krankheiten werden falsch behandelt. Hochspezialisierte Fachärzte sind über die Zusammenhänge zwischen falscher Ernährung und den daraus entstehenden Leiden nicht genügend oder gar nicht informiert. Sie kurieren die Symptome, statt den Ursachen auf den Grund zu gehen. Dabei lassen sich die meisten Krankheiten als Störung von Stoffwechselvorgängen erklären!

Dr. Bruker hat in mehr als fünf Jahrzehnten der Berufsausübung Zehntausende von Heilungssuchenden mit einer einfachen Formel behandelt – und ungewöhnliche Erfolge damit erzielt. Der einfache, aber wirkungsvolle Rat lautet: »Essen Sie wie ein Bauer vor hundert Jahren!«

Dr. Brukers Patienten wissen aus heilsamer Erfahrung: Wer die Ratschläge dieses ungewöhnlichen Arztes beherzigt, kann Besserung oder sogar Heilung bei einer Vielzahl von Zivilisationskrankheiten erwarten!

Autor

Dr. M. O. Bruker arbeitete als Arzt für innere Medizin und ärztlicher Leiter des Krankenhauses Lahnhöhe, einem überregionalen Zentrum für Ganzheitsmedizin in Lahnstein.

DR. M.O. BRUKER

Gesund durch richtiges Essen

Mosaik
bei GOLDMANN

Die hier vorgestellten Informationen sind nach bestem Wissen und Gewissen geprüft, dennoch übernehmen der Autor und der Verlag keinerlei Haftung für Schäden irgendeiner Art, die sich direkt oder indirekt aus dem Gebrauch der hier vorgestellten Anwendungen ergeben. Bitte beachten Sie in jedem Fall die Grenzen der Selbstbehandlung, und nehmen Sie bei Krankheitssymptomen professionelle Diagnose und Therapie durch ärztliche oder naturheilkundliche Hilfe in Anspruch.

Dieser Band ist bereits als
Goldmann-Taschenbuch Nr. 13601 erschienen.

Umwelthinweis:
Alle bedruckten Materialien dieses Taschenbuches
sind chlorfrei und umweltschonend.

Vollständige Taschenbuchausgabe Juli 1999
Wilhelm Goldmann Verlag, München,
in der Verlagsgruppe Bertelsmann GmbH

Umschlaggestaltung: Design Team München
unter Verwendung folgender Fotos:
Umschlag: Bavaria, Benelux Press
Umschlaginnenseiten: Bavaria, Image Life
Druck: Elsnerdruck, Berlin
Verlagsnummer: 16210
Kö · Herstellung: Max Widmaier
Made in Germany
ISBN 3-442-16210-6

1 3 5 7 9 10 8 6 4 2

Inhalt

Vorwort

Jahr für Jahr nehmen die Belastungen zu, die durch die explosionsartig steigenden Kosten im Gesundheitsbereich entstehen. Gesundheit hat ihren Preis. Mit dieser eingängigen Formel scheint jede Mehrausgabe von vorneherein gerechtfertigt. Kritiker dieses Systems der ungehemmten Ausgabenflut liefen in der Vergangenheit stets Gefahr, als diejenigen verteufelt zu werden, die einer Demontage sogenannter sozialer Errungenschaften das Wort reden.
Erst allmählich gewinnt die Erkenntnis an Bedeutung, daß auch der finanziellen Belastbarkeit der Privat- oder Sozialversicherten Grenzen gesetzt sind, falls die Unzufriedenheit der Betroffenen über die zunehmenden finanziellen Belastungen die Freude an einer — zugegeben optimalen — Betreuung im Krankheitsfall nicht über kurz oder lang übersteigen soll. Hinzu kommt, daß in weiten Kreisen der Bevölkerung Mißtrauen gegen die Methoden wach wird, mit denen die Vertreter der Schulmedizin ihre Privilegien zu verteidigen suchen, wobei sich der Verdacht aufdrängt, es stünde in Wahrheit längst nicht mehr allein das Wohl des zu Behandelnden im Vordergrund, vielmehr ginge es in erster Linie um ganz handfeste materielle Interessen. In der Tat ist »das Milliardengeschäft mit der Krankheit« unleugbar einer der Hauptfaktoren, durch den eine grundlegende Reform erschwert, wenn nicht gar verhindert wird.
In einer Zeit, in der dem Fetisch des Wirtschaftswachstums um fast jeden Preis gehuldigt wird wie einer Er-

satzreligion, mit deren Hilfe viele Probleme von Staaten, Wirtschaft und Gesellschaft gelöst werden könnten, in einer Zeit mit dieser Einstellung ist naturgemäß jeder, der seine warnende Stimme erhebt, in der Situation des Rufers in der Wüste.
Wenn nun aber erst jemand aufsteht und ein höchst simples, dabei sogar erprobtes Rezept gegen eine Vielzahl von Krankheiten verkündet, die gar nicht erst auftreten müßten, würden seine Ratschläge allgemein befolgt, muß er zwangsläufig auf Unglauben, auf Ablehnung, ja auf Anfeindungen stoßen. Es gehört keine prophetische Gabe dazu, vorauszusagen, daß der Widerstand eher noch größer wird, je mehr Beweise der Betreffende zu erbringen in der Lage ist. Das war in der Vergangenheit nicht anders, das wird sich in Zukunft nicht ändern.
Der Mann, der das Geheimnis des gesünderen Lebens erkannt hat — das in Wahrheit kein Geheimnis ist —, heißt Dr. med. M.O. Bruker, ist Facharzt für Innere Krankheiten und Leitender Arzt einer Psychosomatischen Klinik, in der er seit Jahren einen ständig wachsenden Strom von Heilungsuchenden mit einer einfachen Formel behandelt — und ungewöhnliche Erfolge damit erzielt hat. Dr. Bruker gibt seinen Patienten und auch den Lesern dieses Buches einen simplen, aber erfolgverheißenden Rat, der auch das Motto dieses Ratgebers sein soll:

ESSEN SIE WIE EIN BAUER VOR HUNDERT JAHREN!

Mit der Autorität des Wissenschaftlers, der aus den Erkenntnissen jahrzehntelanger Erfahrung schöpft, tritt Dr. Bruker in diesem Buch den Beweis dafür an, daß mit seiner Methode eine Vielzahl von Zivilisationskrankheiten, die unser aller Leben bedrohen, geheilt oder verhütet werden kann.

Wer die Ratschläge dieses Buches beherzigt, kann alles vergessen, was er über moderne Ernährung, über Diät und Abmagerungskuren gehört oder gelesen hat. Zugegeben, es gehört Selbstüberwindung dazu, auf gewisse liebgewordene Eßgewohnheiten zu verzichten. Doch für die eigene Gesundheit sollte kein Preis zu hoch sein, zumal Extraausgaben nicht entstehen.

Wieso man sich richtig ernähren muß

Immer mehr Menschen erkranken an immer mehr Krankheiten. Das ist Tagesgespräch. Kaum eine Familie bleibt verschont. Und doch zeigt die tägliche Erfahrung in der ärztlichen Praxis: Nur wenige Kranke kennen die tatsächlichen Ursachen — selbst wenn sie bereits jahrelang mit Beschwerden zu kämpfen haben.
Dabei ist die Wahrheit so simpel. Sie wird nur nicht laut genug ausgesprochen: Die Mehrzahl der Krankheiten, die uns heute plagen, sind Zivilisationsschäden. Und die meisten sind rein ernährungsbedingt! Ja, Sie haben richtig gelesen. Die Ursache der meisten Krankheiten liegt in der Ernährung des modernen Menschen (außerdem gibt es natürlich auch Krankheiten, die durch andere Faktoren unseres vielseitigen Lebens bedingt sind, sogenannte »lebens«bedingte Krankheiten).
Wie ist das möglich? werden Sie fragen. Darauf gibt dieses Buch Antwort. Der Hauptgrund dafür, daß der Zusammenhang zwischen Ernährung und Krankheiten kaum bekannt ist, hat eine simple Erklärung. Es dauert Jahrzehnte, bis eine ernährungsbedingte Krankheit Beschwerden hervorruft. Im Klartext: Diese lange Zeitspanne verschleiert den Zusammenhang zwischen Ursache und Wirkung. Deshalb werden fast alle ernährungsbedingten Zivilisationskrankheiten fälschlicherweise als Alters- oder Verschleißkrankheiten bezeichnet. Einem Skeptiker mag ein Zusammen-

hang zwischen Ernährung und Krankheit, den ich hier feststelle, zu einfach erscheinen. Dennoch spricht meine Erfahrung für diesen Zusammenhang.
Allen Kranken könnte es viel besser gehen, viele Krankheiten brauchten überhaupt nicht aufzutauchen, wenn wir alle uns entschließen könnten, sogenannte »liebgewordene« Eßgewohnheiten aufzugeben. Die meisten Menschen erkranken allein aus einem Grunde: Weil sie falsch programmiert sind. Weil sie ungewollt zu Opfern unserer Wohlstandsgesellschaft werden.
Meine Erfahrung als Arzt sagt mir, daß es eine Vielzahl der Probleme, die heute auf dem Gesundheitssektor Schlagzeilen machen, nicht gäbe, wenn sich der moderne Mensch wieder so ernährte wie seine Vorfahren. Er brauchte nur genau das zu essen, was damals in der »guten alten Zeit« vor etwa hundert Jahren auf einem deutschen Bauernhof erzeugt und überall in Stadt und Land gegessen wurde. Vor drei Generationen kannte nämlich niemand die Krankheiten, die »zivilisationsbedingt« sind. So einfach ist das!
Wir alle brauchten uns, wenn wir so lebten wie unsere Urgroßeltern, weder um Kalorien zu kümmern noch um die Nahrungs- oder Fettmenge, die wir zu uns nehmen. Ganz zu schweigen vom Studium von Tabellen oder Ernährungslehren! Dennoch bliebe jeder von ernährungsbedingten Krankheiten verschont. Dafür kann ich aufgrund meiner Erfahrungen die Garantie übernehmen.
Ich werde Ihnen sagen, welche Krankheiten durch richtige Ernährung mit Sicherheit zu verhüten sind. Ja, mehr noch: Falls Sie bereits unter diesen Krankheiten leiden, sind sie je nach dem Stadium ihres Auftretens aufzuhalten oder ist ihr Fortschreiten zumindest zu verlangsamen.

Durch die Dr.-Bruker-Kost lassen sich folgende Krankheiten verhindern:

1. Der Gebißverfall, die Zahnkaries und Paradentose,
2. die Erkrankungen des Bewegungsapparates, die sogenannten rheumatischen Erkrankungen, Arthrosen, Arthritiden, Wirbelsäulen- und Bandscheibenschäden,
3. alle Stoffwechselerkrankungen wie Fettsucht, Zukkerkrankheit, Leberschäden, Gallensteine, Nierensteine, Gicht,
4. die meisten Erkrankungen der Verdauungsorgane wie Stuhlverstopfung, Leber-, Gallenblasen-, Bauchspeicheldrüsen- und Dünn- und Dickdarmerkrankungen, Verdauungs- und Fermentstörungen,
5. Gefäßerkrankungen wie Arteriosklerose, Herzinfarkt, Schlaganfall und Thrombosen,
6. mangelnde Infektabwehr, die sich in immer wiederkehrenden Katarrhen und Entzündungen der Luftwege, den sogenannten Erkältungen, und in Nierenbecken- und Blasenentzündungen äußert,
7. manche organische Erkrankungen des Nervensystems;
8. auch für die Entstehung des Krebses ist die Fehlernährung als wichtige Komponente nachgewiesen.

Gesundheit durch naturbelassene Nahrung

Es ist traurig, aber wahr: Eine Vielzahl unserer Krankheiten ist auf unsere verschrobenen, naturfremden Ernährungsgewohnheiten zurückzuführen. Ja aber, werden Sie fragen, wollen Sie etwa behaupten, daß Sie klüger als alle Ernährungswissenschaftler zusammen sind? Meine Antwort ist eindeutig: Natürlich nicht. Nur gehen viele von falschen Voraussetzungen aus. Hier setzt meine Kritik an. Die Frage, wie man sich richtig ernähren soll, ist so einfach, daß mir manch ein Skeptiker nicht glauben wird: Wer gesund bleiben, wer gesund werden möchte, braucht nur genau das zu essen, was nicht auf irgendeine Weise, in irgendeiner Form industriell verarbeitet worden ist. Beherzigen Sie diesen einen einzigen Grundsatz. Essen Sie jedes Lebensmittel genau in der Form, in der es die Natur hervorgebracht hat:

- Das Weizenkorn, frisch gemahlen
- Die Kartoffel, gekocht, aber mit Pelle
- Die Apfelsine, nicht gepreßt, sondern in Scheiben
- Die Milch, möglichst nicht sterilisiert, homogenisiert, pasteurisiert

Die Beispiele ließen sich beliebig fortführen. Wer ein Naturprodukt in seinem ursprünglichen Zustand ißt, tut seinem Körper das allerbeste an. Er braucht sich dann weder um Kalorien- noch um Joule-Einheiten zu kümmern. Er muß nicht auf die Menge der Nahrungsmittel oder der Fette achten, die er zu sich nimmt. Er hat es nicht nötig, irgendwelche Gewichtstabellen oder Ernährungslehren in seinen Tageslauf einzubeziehen — und er hat dennoch die absolute Garantie, von ernährungsbedingten Krankheiten bis an sein Lebensende verschont zu bleiben.

Das alles wird Ihnen unglaubwürdig erscheinen, weil es den Lebenserfahrungen Hohn spricht. Glauben Sie mir bitte, die Erkenntnisse, die ich bei der Behandlung meiner Patienten in Klinik und Praxis nunmehr seit vielen Jahren mache, sind der beste Beweis für das, was Ihnen jetzt nur als graue Theorie erscheint. Es gibt bestimmte Nahrungsmittel, die für eine Vielzahl der Er-

krankungen, unter denen wir alle leiden, allein verantwortlich sind. Wieder werden Sie Zweifel haben, weil das alles so simplifiziert, zu einfach klingt. Aber Sie können in der Tat gesund bleiben, wenn Sie meine Ratschläge beherzigen und sich durch keinerlei Widersprüche beirren lassen.
Essen Sie bitte in Ihrem eigenen Interesse nichts, was nicht auch Ihr Urgroßvater zu sich genommen hat. Vor hundert Jahren war die Welt nämlich noch in Ordnung. Es gab die sogenannten »Fabriknahrungsmittel« noch nicht. Sie sind eines der Hauptübel unserer Zivilisation.

»Fabriknahrungsmittel«

Lassen Sie mich bitte erklären, wieso das so ist. Dazu muß ich mich auf die Wissenschaftler berufen, die eine neue Ernährungslehre begründet haben, auf die ich mich stütze, zum Beispiel auf den Ernährungswissenschaftler Kollath. Er unterscheidet:

1. *Lebensmittel*
   die noch einen eigenen Stoffwechsel haben, d. h. lebendige Nahrung, und
2. *Nahrungsmittel*
   die durch Erhitzung, Konservierung und Präparierung verändert sind, d. h. tote Nahrung.

Je größer der Anteil an Lebensmitteln und je geringer der Anteil an Nahrungsmitteln ist, umso größer ist die gesunderhaltende und heilende Wirkung der Kostform.
Die *Lebensmittel* enthalten nicht nur die drei Grundnährstoffe Eiweiß, Fett und Kohlenhydrate in ausgewogenem Verhältnis, sondern auch alle Vitalstoffe, die zum richtigen Ablauf der Stoffwechselvorgänge und

damit zur Gesunderhaltung nötig sind. Mit dem Begriff Vitalstoffe faßt man mehrere Gruppen biologischer Wirkstoffe zusammen, wie Vitamine, Mineralstoffe, Spurenelemente, die Enzyme, die hochungesättigten Fettsäuren und Aromastoffe.

In den *Nahrungsmitteln* sind nicht mehr alle Vitalstoffe enthalten, und das Verhältnis der einzelnen Nährstoffe untereinander ist verschoben. Dies gilt in besonders starkem Maße für die industriell verarbeiteten Nahrungsmittel, in denen einzelne Nährstoffe und Vitalstoffe fehlen. So sind z. B. die beiden raffinierten Kohlenhydrate, der Fabrikzucker und die Auszugsmehle, dadurch besonders schädlich, daß sie nur aus konzentrierten Kohlenhydraten (Stärke bzw. Zucker) bestehen und die notwendigen Vitalstoffe völlig fehlen.

Weil diese beiden Nahrungsmittel in riesigen Mengen verzehrt werden, sind sie eine große Bedrohung für die zivilisierte Menschheit. Alle anderen Nahrungsmittel, die ebenfalls in größeren Mengen genossen werden, wie Gemüse, Fleisch, Fleischprodukte, Kartoffeln, Milch und Milchprodukte, Obst und ähnliches, werden nicht in einem solchen Grade von der Industrie verarbeitet. Zwar sind auch diese Nahrungsmittel durch Konservierung, Pasteurisierung, durch mechanische Zerteilung (sogenannte »Teilnahrungsmittel«, wie etwa Säfte), durch veränderte Düngungsweise, Gehalt an schädlichen Chemikalien (Insektizide) und Radioaktivität geschädigt, doch im Vergleich zu den beiden Massenkonsumartikeln, dem Auszugsmehl und dem Industriezucker, sind diese anderen Nahrungsmittel für die Entstehung ernährungsbedingter Krankheiten erst in zweiter Linie verantwortlich.

Gefahr durch Zucker

Am Beispiel des Fabrik- bzw. Industriezuckers lassen sich die Probleme der Ernährung am besten erläutern. Unter Fabrikzucker verstehen wir alle in der Fabrik hergestellten Zuckerarten, gleichgültig, ob es sich um Rohrzucker, Fruchtzucker, Traubenzucker oder Milchzucker handelt. Alle von Natur aus süßen Lebensmittel wie Früchte und dergleichen, gehören nicht dazu; sie sind im Gegenteil sehr zu empfehlen.
Die chemische Bezeichnung des gewöhnlichen Verbrauchszuckers ist Rohrzucker, unabhängig davon, ob er aus dem Zuckerrohr oder aus der Zuckerrübe gewonnen wird. Dabei spielt es keine Rolle, ob er weiß oder braun ist. Beide sind praktisch frei von Vitalstoffen und haben deshalb dieselben nachteiligen Wirkungen. In reformerischen Kreisen herrschen hierüber meist noch falsche Vorstellungen.
Der Rohrzucker ist ein Zweifachzucker. Er besteht aus einem Molekül Traubenzucker und einem Molekül Fruchtzucker. Diese Aufspaltung findet beim Verdauungsvorgang im Organismus statt. Damit ist auch schon die Frage beantwortet, ob die Verwendung von Fruchtzucker oder Traubenzucker besser sei als die des gewöhnlichen Fabrikzuckers. In der schädlichen Wirkung besteht grundsätzlich kein Unterschied. Da aber Traubenzucker einen wesentlich geringeren Süßigkeitsgehalt hat als der gewöhnliche Zucker, benötigt man davon fast doppelt soviel, um denselben Süßigkeitsgrad zu erreichen. Dadurch und durch seine raschere Aufnahme ins Blut wirkt er noch nachteiliger. Konsumierte die westdeutsche Bevölkerung anstelle der 1,7 Millionen Tonnen gewöhnlichen Zuckers dieselbe Menge in Form von Frucht- oder Traubenzucker, würden letzten Endes ähnliche Störungen auftreten.

Bei jeder Diskussion um den Zucker stoßen zwei gegensätzliche Auffassungen hart aufeinander. Die einen behaupten, Zucker sei als wichtigster Energiespender für die Erhaltung der Gesundheit und der körperlichen Leistungsfähigkeit besonders wichtig. Die anderen behaupten, der Genuß von Zucker sei gesundheitsschädlich und für die Entstehung vieler Krankheiten verantwortlich.

Beide Gruppen reden aneinander vorbei, weil sie von ganz verschiedenen Dingen sprechen. Diejenigen, die den Zucker als schädlich bezeichnen, meinen den Fabrikzucker. Wer dagegen vom Zucker als Energiespender spricht, der unter der Wirkung des Sonnenlichts in den lebendigen Pflanzen entsteht, meint damit nicht den Fabrikzucker, sondern die in der Natur vorkommenden natürlichen Zuckerstoffe.

Sein Vitalstoffmangel ist nicht der einzige Grund für die Schädlichkeit des Industriezuckers. Die weitaus größere Gefahr liegt in den besonderen Stoffwechselvorgängen, die er auslöst: Die verschiedenen Zuckerarten werden im menschlichen Organismus bei ihrer Aufschließung über verschiedene Zwischenstufen bis zu Kohlensäure und Wasser abgebaut. Diese Zwischenprodukte dienen im Zusammenwirken mit Zwischenprodukten des Fett- und Eiweißstoffwechsels zum Aufbau wichtiger Körpersubstanzen. Für alle diese Reaktionen wird Vitamin B 1 neben anderen Vitalstoffen benötigt. Daraus ergibt sich, daß die Zufuhr von Vitamin B 1 umso höher sein muß, je mehr vitalstoff-freier Industriezucker genossen wird. Man kann daher den isolierten Zucker als einen Vitamin-B 1-Räuber bezeichnen.

Der Getreidekeim — ein Vitaminspender

Diese Gefahr könnte gebannt werden, wenn in der übrigen Nahrung genügend Vitamin B 1 vorhanden wäre. Hier zeigt sich nun die verhängnisvolle Rolle, die die Auszugsmehlprodukte Graubrot und Weißbrot im Zusammenhang mit dem Fabrikzucker spielen.
Der Hauptlieferant für Vitamin B 1 in unserer Nahrung ist der Getreidekeim. Der Bedarf des Menschen an Vitamin B 1 kann daher nur gedeckt werden, wenn der Getreidekeim mitgenossen wird. Aber nur das Vollkornmehl enthält die vitalstoffhaltigen äußeren Schichten des Korns und den Keim. Im Auszugsmehl ist nicht mehr genügend Vitamin B 1 enthalten.
So ist die Nahrung aller zivilisierten Menschen in erster Linie durch einen dauernden Vitamin-B 1-Mangel gekennzeichnet. Durch statistische Erhebungen ist dies für breite Volksschichten in Europa erwiesen. Der Vitamin-B 1-Gehalt ihrer Nahrung liegt bei etwa 0,8 mg pro Tag, während die Weltgesundheitsorganisation den täglichen Mindestbedarf auf 1,5 mg festgesetzt hat. Wird dieser an sich schon gefährliche Mangelzustand noch durch den Genuß des Vitamin-B 1-Räubers Industriezucker vergrößert, so verstärken sich die katastrophalen Auswirkungen auf den zivilisierten Menschen. Ein gestörter Ablauf des Kohlenhydratstoffwechsels muß infolge der innigen Verflechtung mit dem Eiweiß-Fettstoffwechsel eine Art Kettenreaktion von Störungen im gesamten Stoffwechsel hervorrufen. So erklärt es sich, daß allein schon der Mangel an dem einen besonders wichtigen Vitamin B 1 imstande ist, praktisch jede Stoffwechselkrankheit zu erzeugen.

Streng zwischen isoliertem Zucker und süßen Lebensmitteln unterscheiden!

Die Ergebnisse der Vitaminforschung haben eindeutig gezeigt, daß die physiologische Wirkung des Fabrikzuckers nicht gleichgesetzt werden kann mit derjenigen eines natürlichen kohlenhydrathaltigen Lebensmittels, wie es bisher in unzulässiger Weise in der alten Ernährungslehre üblich war. Um Mißverständnisse zu vermeiden, ist bei der Diskussion um den Zucker daher eine scharfe Unterscheidung zwischen dem Isolat »Fabrikzucker« und dem Sammelbegriff »Kohlenhydrat« unerläßlich. Es wird auch wohl kaum jemandem einfallen, den biologischen Wert einer Kartoffel mit der reinen Stärke gleichzusetzen, die aus der Kartoffel gewonnen werden kann, obwohl beide zu den Kohlenhydraten gehören.

Als Ersatz für den Fabrikzucker kommt im beschränkten Maße der Honig infrage. Er war von jeher das natürliche und gesunde Süßungsmittel. Honig ist ein Naturprodukt und kann damit nicht die schädlichen Wirkungen hervorrufen wie isolierter Zucker. Anstelle des Fabrikzuckers kann er überall Verwendung finden, wo zusätzlich gesüßt werden soll. Für Zuckerkranke gilt dies allerdings nicht. Auch mancher Galle-Magen-Darm-Kranke muß mit dem Honig vorsichtig sein, da er Unverträglichkeit anderer Lebensmittel hervorrufen kann. Und wenn Honig in demselben Übermaße genossen würde wie Zucker, könnten wahrscheinlich auch gesundheitliche Nachteile entstehen. Da solche Mengen jedoch praktisch nicht zur Verfügung stehen, ist dadurch nichts zu befürchten.

Hier taucht die Frage nach den Süßstoffen auf, den Zyklamaten und dem Saccharin. Sie sind nachweislich weniger schädlich als Fabrikzucker. Trotzdem sind

Süßstoffe nicht zu empfehlen, weil durch sie die Gewöhnung an den süßen Geschmack erhalten wird. Werden nach Absetzen des Fabrikzuckers auch die Süßstoffe einige Wochen gemieden, so ändert sich die Geschmacksrichtung, und das Verlangen nach Süßem verschwindet.

Daß der Fabrikzucker der Hauptverursacher der Zahnkaries ist, weiß wohl heute jedes Kind. Trotzdem gibt es natürlich Interessengruppen, die versuchen, hier Zweifel zu säen. Wissenschaftlich gesehen besteht an dem Zusammenhang zwischen dem Genuß von Fabrikzucker und dem Auftreten von Karies natürlich kein Zweifel.

Weniger bekannt ist, daß der Fabrikzucker auch als Kalkräuber wirkt. Dies hat der japanische Professor Katase in sorgfältig angelegten Fütterungsversuchen an jungen Kaninchen gezeigt. Bei Zuckermengen, die einem Tagesquantum von 40 bis 60 g für ein Kind von 20 bis 30 kg Körpergewicht entsprachen, kam es bei den Versuchstieren zu schweren krankhaften Veränderungen des Knochensystems.

Der amerikanische Arzt Dr. Sandler hat bereits vor längerem im Parker-Institut auf hochinteressante Zusammenhänge zwischen Zuckergenuß und Kinderlähmung hingewiesen: Ohne Fabrikzucker entsteht keine Kinderlähmung.

Verzehr von Fabrikzucker hat zur Folge, daß vitaminspendende Rohkost und Vollkornprodukte schlecht vertragen werden. Dies gilt vor allem für Magen-, Darm-, Leber-, Gallen- und Bauchspeicheldrüsenkranke. Sie müssen dieses Produkt streng meiden.

Das Verlangen nach Süßem, das man besonders bei Kindern beobachten kann, wird häufig falsch gedeutet. Man liest immer wieder, daß es sich um ein natürliches Verlangen der Kinder nach Zucker handele. Daraus wird dann der ebenso falsche Schluß gezogen, man solle Kindern möglichst viel Süßes geben, »weil der Körper es verlangt«. Hier liegt ein verhängnisvoller Irrtum vor. Die Gier nach Süßigkeiten ist bereits ein Symptom, daß dem Kind etwas fehlt — vor allem Vitamin B 1.

Die Zuckergier der Kinder ist geradezu ein klassisches Zeichen des Vitalstoffmangels. Die Probe aufs Exempel ist leicht zu machen: Gibt man diesen Kindern süße Früchte anstelle der mit Fabrikzucker gesüßten Nahrungsmittel, ernährt man sie mit Vollkornprodukten statt mit Grau- und Weißmehlbroten und sorgt man durch tägliche Frischkost ausreichend für Vitalstoffe, so dauert es nur wenige Tage, bis das »natürliche Verlangen nach Zucker« aufhört und der ganze Spuk verschwunden ist. Mit dem Weglassen des Fabrikzuckers kehrt auch der Appetit zurück, der bei diesen Kindern in der Regel schlecht war. Jeder kann diese Erfahrungen nachprüfen.

Industriezucker macht süchtig

Es ist interessant, daß mit keinem Lebensmittel eine echte Sucht erzeugt werden kann. Im Gegenteil, wer zum Beispiel täglich Spinat äße, spürte schnell eine gewisse Abneigung dagegen. Der Organismus sichert sich dadurch vor Schäden, die durch einseitige Nahrung entstehen können. Daß es beim Fabrikzucker im Gegensatz etwa zum Obst zu einem immer größeren Verlangen kommt, je mehr man davon ißt, stellt den Fabrikzucker auf dieselbe Stufe mit Genußmitteln wie Alkohol, Kaffee und Tabak. Wer sich an Fabrikzucker gewöhnt, schwebt in Gefahr, nicht mehr davon loszukommen. Das wird natürlich außerdem durch den sü-

ßen — also lustbetonten — Geschmack unterstützt oder überhaupt erst ermöglicht.
Da Kinder noch im Aufbau begriffen sind, wirken sich diese Tatsachen bei ihnen besonders nachteilig aus. Der katastrophale Gebißzustand der Jugend ist ein trauriger Beweis dafür. Aber auch bei manchen Erwachsenen spielt der Zucker die dem Psychologen wohlbekannte Rolle der Ersatzbefriedigung. Unbefriedigt in manchen Lebensbereichen, in der Liebe oder beim Geltungs- und Besitzstreben, wird mancher dazu verführt, sich durch den Genuß von Süßigkeiten einen billigen Ausgleich zu verschaffen. In diesem Fall steht die Süßigkeit auf derselben Stufe wie Alkohol, Kaffee und Tabak. Einer sucht Enttäuschungen und Ärger im Leben durch Alkohol zu lindern, der andere behauptet, als Nichtraucher habe er nichts mehr vom Leben. Und so sucht der dritte den ebenso billigen wie fruchtlosen Ersatz im Kuchen. Der Genuß von Süßem bei seelischem Kummer ist eine klassische Ersatzbefriedigung, die Probleme nicht löst, aber zusätzliche Krankheiten verursacht.
So beginnt das Zuckerproblem als *Erziehungsproblem* in der Jugend und hat im Erwachsenenalter seine Bedeutung nicht verloren. Süßigkeiten sind die Genußmittel der Kinder. Erwachsene aber, die selbst in der Genußsucht stecken, sind wenig geeignet, Vorbilder für die Jugend zu sein.

Wie sieht eine vitalstoffreiche Vollwertkost im einzelnen aus?

Vier Dinge sind zu meiden! Vier andere müssen *täglich genossen* werden. Alles andere braucht nicht, aber kann gegessen werden. So einfach ist die Sache im

Prinzip! Die Speisen, die man meiden sollte, wenn man gesund bleiben will:

1. Alle Auszugsmehlprodukte wie Graubrot, Weißbrot, Teigwaren, Pudding, Kuchen.
2. Alle Zuckerarten, die in der Fabrik hergestellt sind, im Klartext: gewöhnlicher weißer oder brauner Verbrauchszucker. Industriell hergestellter reiner Trauben- und Fruchtzucker und alle Genuß- und Nahrungsmittel, die damit gesüßt sind, wie süße Gebäcke, Kuchen, Marmeladen, Schokolade, Bonbons, Pralinen, Speiseeis usw.
3. Alle raffinierten Fette (sämtliche Margarinesorten und gewöhnliche Öle).

Magen-, Darm-, Leber- und Galleempfindliche sollten zusätzlich meiden:

4. Alle Säfte aus Obst und Gemüse, gleichgültig, ob sie selbst hergestellt oder gekauft wurden.

Die Speisen, die täglich gegessen werden *müssen,* sind:

1. Vollkornbrot, möglichst verschiedene Sorten.
2. Drei Eßlöffel eines Frischkornbreis.
3. Eine Frischkostbeilage, bestehend aus rohem Obst und Salaten aus rohen Gemüsen.
4. Naturbelassene Fette, d. h. Butter und durch Pressung gewonnene unraffinierte Öle.

Das Rezept des Frischkornbreis

Er wird aus einer Mischung von Roggen und Weizen oder aus einer Mischung von Roggen, Weizen, Gerste, Hafer oder Hirse, wie es in Waerlands Kruska zusammengestellt ist (erhältlich im Reformhaus), hergestellt.

Von dieser Mischung werden 3 Eßlöffel durch die Getreidemühle, in einem Mixapparat oder in einer alten Kaffeemühle grob geschrotet.
Das Mahlen muß jedesmal frisch vor der Zubereitung vorgenommen werden.
Nicht auf Vorrat mahlen! Das gemahlene Getreide wird mit ungekochtem, kalten Leitungswasser zu einem Brei gerührt und 5 bis 12 Stunden stehen gelassen. Die Wassermenge wird so berechnet, daß nach der Quellung nichts weggegossen zu werden braucht. Nach 5 bis 12 Stunden wird dieser Brei genußfähig gemacht durch Zusatz von frischem Obst (je nach Jahreszeit), Zitronensaft, 1 Teelöffel Honig (nur manchmal, regelmäßig Honig kann Karies erzeugen), 1 Eßlöffel Sahne, geriebenen Nüssen, nach Art des Bircher-Benner-Müslis. Solange verfügbar, sollte man immer einen Apfel hineinreiben und sogleich untermischen, bevor er braun wird. Der geriebene Apfel macht den Frischkornbrei besonders luftig und wohlschmeckend. Statt dieser Zubereitung kann der Körnerbrei auch mit Joghurt, Milch oder Sauermilch zubereitet werden. In diesem Fall müssen die anderen Zutaten wegbleiben, da die Kombination bei Darmempfindlichkeit Unverträglichkeit hervorrufen kann. Es ist ohne Belang, zu welcher Tageszeit dieser Brei genossen wird.

Zubereitung der Frischkostzulage

Frischkost ist Heilkost. Man nimmt vor dem gekochten Essen ein:

Unter der Erde gewachsen:
Schwarzwurzeln: fein gerieben, vermengt mit süßer Sahne und Kokosraspel.

Möhren: gerieben, mit geriebenen Äpfeln, Nüssen und Zitrone, oder als Salat mit feingeschnittener Zwiebel, Öl, Zitrone, Schnittlauch, Petersilie.
Rote Bete: fein gerieben mit Nüssen, süßer Sahne, oder Zubereitung wie bei Möhren.
Steckrüben: fein gerieben mit Sahne, Zitrone, Öl, grüner Petersilie.
Kürbis — Rote Bete: Äpfel, Nüsse, etwas saure Sahne.
Rettich oder Radieschen: mit grüner Petersilie (Veränderung mit Tomaten), Zwiebeln, Schnittlauch.
Pastinaken: fein gerieben, Zitrone, süße Sahne, geriebene Nüsse, oder Zubereitung wie bei Möhrensalat.
Topinambur: grob gerieben, etwas Öl und Nüsse.

Über der Erde gewachsen:
Kohlrabi: mit Öl, grüner Petersilie, oder mit süßer Sahne und geriebenen Nüssen.
Blumenkohl: fein gerieben mit süßer Sahne, geriebenen Nüssen oder Kokosraspel.
Weißkohl: fein gewiegt, mit Öl, Zitrone oder Obstessig, Schnittlauch, Petersilie, schwarzem Pfeffer.
Rotkohl: fein gewiegt, mit Zitrone, Äpfeln, Veilchenpulver.
Gurken: mit Schale, feine Scheiben, mit saurer Sahne, Joghurt oder Obstessig, Dill, Petersilie, Schnittlauch, Öl (Veränderung mit Tomaten), Borretsch, schwarzem Pfeffer.
Blattsalat, Feldsalat, Endiviensalat, Chicoreesalat: etwas zerschnitten, mit Sahne, Öl, Zitrone oder Obstessig, grünen Kräutern (Dill, Kresse, Schnittlauch, Petersilie, Melisse, Fenchel, Borretsch), Zitrone. Veränderung: feingeschnittener Sauerampfer, Spinat untermengen.
Spinat: in feine Streifen geschnitten, vermengt mit Öl, Zitrone, Zwiebeln.

Sauerkraut: wenn sehr sauer, leicht spülen; etwas geschnitten vermengen mit feingeschnittenen Zwiebeln, Öl, Kümmel, Porree, geriebenem Meerrettich.
Tomaten: Öl, Obstessig, eventuell Zwiebeln.
Paprika, grüne: in Streifen geschnitten, Öl, Obstessig oder Zitrone.
Paprika, rote: als Zutat zu anderen Salaten.
Gelbe Sojabohnen: 5 — 12 Stunden vor der Mahlzeit in Wasser einweichen; können auch als Beimengung zu allen Salaten verwendet werden.
Obstsalat: Äpfel, Bananen, Apfelsinen, geriebene Nüsse, Weinbeeren, zerschnittene Pflaumen.

Zusammenstellung: möglichst zwei unter der Erde (Wurzeln) und zwei über der Erde (Blätter) gewachsene Teile.
Wichtig: Als Öle dürfen nur kaltgeschlagene (naturbelassene) Öle verwendet werden. Also Sonnenblumenöl, Leinöl, Maisöl, Reisöl. Man erhält diese Öle im Reformhaus.

Ernährungsbedingte Zivilisationskrankheiten

Besonders wichtig erscheint ein Hinweis: Die ernährungsbedingten Zivilisationskrankheiten entstehen nicht, weil die Menschen zuviel oder zu fett essen. Die Nahrung macht nur aus einem Grunde krank: wegen ihrer Minderwertigkeit, wegen ihres Vitalstoffmangels. Es gibt auch keine krankmachende »Freßwelle«. Seit Menschengedenken haben alle ihre Triebe zu befriedigen gesucht, auch die Eßlust, heute nicht mehr als vor zwei-, dreitausend Jahren. Die Menschen haben also schon immer Freude am Essen gehabt, nicht erst seit einigen Jahrzehnten.

Sie hatten aber früher einfach keine Möglichkeit, deshalb krank zu werden. Sie konnten keine minderwertigen Fabrikkonzentrate verzehren. Weil es sie noch nicht gab! Ein simples Beispiel: Früher hätte ein Mensch drei Pfund Zuckerrüben essen müssen, um sich 100 Gramm Zucker zuzuführen. Heute schluckt er dieselbe Menge Zucker nebenher in Nullkommanichts — ohne, daß sie ins Gewicht fällt. Nur die Spätschäden bekommt er zu spüren!

Die einfachen Ernährungsrichtlinien, die ich hier propagiere, wurden in dreißig Jahren an über 30000 Kranken in Klinik und Praxis erprobt. Es wurden außerordentliche Erfolge damit erzielt. Sie wirken oft Wunder.

Dabei sind sie einfach zu erklären. Diese »Ernährungsbehandlung« beseitigt Krankheitsursachen. Die heute übliche Behandlung dagegen beschränkt sich meist auf eine vorübergehende Linderung der Krankheitssymptome — mit Hilfe von Medikamenten.

Lassen wir zum Schluß dieses ersten Kapitels beispielhaft für unzählige ähnliche Fälle zwei Kranke zu Worte kommen:

». . . Zu meiner großen Freude kann ich Ihnen, Herr Dr. Bruker, mitteilen, daß die — schon während Ihrer Behandlung im Krankenhaus erkennbare — außerordentlich positive Tendenz weiter angehalten hat.

Die von Ihren Kollegen seit 10 Jahren als ›postoperative Erscheinung einer Gallenblasenresektion‹ diagnostizierte und ohne Erfolg behandelte ›rezidivierende Pancreatitis‹ existiert nicht mehr. Sämtliche Beschwerden, die mir noch vor einem Jahr das Leben oft zur Hölle machten, sind restlos verschwunden und nicht wiedergekehrt. Die ständig sich wiederholenden Koliken, die mich zuletzt fast täglich peinigten, die

Durchfälle, Gasansammlungen im Oberbauch, die Unverträglichkeit fast sämtlicher Speisen (der sogenannten ›Diät‹ eingeschlossen), die häufigen Stoffwechselentgleisungen, die hyperglykämischen Anfälle, alle diese Erscheinungen sind seit nunmehr einem Jahr wie weggeblasen.
Es erübrigt sich fast zu sagen, daß ich seitdem keinerlei Medikamente eingenommen habe.
Selbstverständlich befolge ich die von Ihnen empfohlene Ernährungsweise konsequent: Körnerfrühstück, Frischkostzulage vor den Hauptmahlzeiten und Verzicht auf alle raffinierten Kohlenhydrate sind inzwischen zur festen Gewohnheit geworden . . .«

G. R.

Eine andere Patientin schreibt:

». . . Ein Dankesbrief flattert Ihnen ins Haus! Ihre Empfehlungen haben mich von der seit über 30 Jahren bestehenden Verstopfung befreit (jetzt bin ich 55 Jahre). Ich hätte es zwar nicht für möglich gehalten, daß so ein einfaches, natürliches Mittel auch bei mir wirksam sein könnte, aber der Erfolg stellt sich nicht erst nach drei Tagen, sondern gleich am ersten Tage ein! Ich habe nun alle meine Abführmittel über Bord geworfen und fühle mich nicht nur körperlich, sondern auch seelisch befreit. Als Arztsekretärin habe ich diese Therapie schon mehreren Patienten empfohlen . . .«

Fett macht nicht fett

Die bedrohliche Zunahme der ernährungsbedingten Zivilisationskrankheiten ist auf die »Denaturierung« der Nahrungsmittel durch Erhitzung, Konservierung und Präparierung zurückzuführen. Warum das so ist, habe ich im ersten Kapitel erklärt. Es ist eine erschrekkende Tatsache, die aber nicht hinweggeredet werden kann: In den hochzivilisierten Ländern erkranken zahlreiche Menschen etwa 25 Jahre vor ihrem Tod chronisch — meistens leiden sie von vornherein an der Krankheit, an deren Folgen sie später auch sterben.

Wenden Sie bitte nicht ein, einen Tod muß ein jeder sterben. Das ist ohne Frage richtig. Nur erkranken müßte er nicht schon Jahre oder Jahrzehnte zuvor.

Ich behaupte nicht mehr und nicht weniger: daß es so weit kommen konnte, ist der Ernährungslehre zuzuschreiben, deren falsche Schlußfolgerungen die Köpfe ganzer Generationen verwirrt hat. Lassen Sie sich die zahlreichen Irrtümer, denen die meisten Menschen auf Grund von Fehlinformationen erliegen, an einem Beispiel nachweisen, das besonders überzeugend ist: an der Fettsucht, genannt Übergewichtigkeit.

Daß es sich dabei um ein echtes Problem handelt, mit dem die meisten Menschen nicht fertig werden, erklärt sich allein aus einer Tatsache: Kaum ein Tag vergeht, an dem nicht in der Presse Ratschläge veröffentlicht werden, mit welcher Methode man am schnellsten oder sichersten oder besten schlank werden kann. All diese gut gemeinten Diätprogramme gehen ohne Ausnahme von denselben falschen Voraussetzungen aus,

durch die überhaupt erst die eigentlichen Probleme geschaffen werden — nämlich von der Kalorienlehre der alten Ernährungsdoktrin.
Danach wird der Wert der Nahrung an ihrem Gehalt an Kalorien gemessen. Kalorien sind Wärmeeinheiten. Der Gehalt der Nahrung wiederum ist abhängig von den drei Grundnährstoffen, dem Eiweiß, dem Fett und den Kohlenhydraten.
Bisher machte man den Fehler, eine Nahrung für um so wertvoller anzusehen, je mehr Wärme bei der Verbrennung dieser Nährstoffe im Körper entsteht. Konzentrierte Nahrungsmittel, die auf verhältnismäßig kleinem Raum möglichst viel Nährstoffe und damit viele Kalorien enthalten, wurden deshalb als die wertvollsten angesehen. Zwangsläufig führte das dazu, daß man geradezu die Herstellung solcher konzentrierter Nahrungsmittel forderte.
So entstand im Laufe der Zeit eine florierende Nahrungsmittelindustrie, die im Interesse der Verbraucher nach den Richtlinien der alten Ernährungslehre bemüht war, möglichst nahrhafte, also möglichst kalorienreiche Nahrungsmittel herzustellen.
Überall in der zivilisierten Welt trat diese Art von Nahrungsmittel ihren Siegeszug an. Aus Roggen und Weizen wurden Auszugsmehle geschaffen. Der Fabrikzukker kam in jede Küche, auf jeden Tisch — eine größere Verbreitung konnten die beiden wichtigsten Verursacher der ernährungsbedingten Zivilisationskrankheiten wirklich nicht finden.
Veraltete Ansichten über die richtige Ernährung also sind es, die vor allem für ernährungsbedingte Krankheiten verantwortlich gemacht werden müssen. Leider wird es erfahrungsgemäß noch lange dauern, bis die neuen Erkenntnisse Allgemeingut geworden sind. Max Planck sagte bereits: Irrlehren der Wissenschaft brau-

chen 50 Jahre, bis sie durch neue Erkenntnisse abgelöst werden. Es müssen nämlich nicht nur die alten Professoren, sondern auch deren Schüler aussterben.

Vitalstoffe sind lebensnotwendig

Was ist nun das grundlegend andere der neuen, von mir vertretenen Ernährungslehre gegenüber der bis heute üblichen Methode?

Nach neuesten Forschungsergebnissen wird der Wert der Nahrung neben den Nährstoffen vor allem durch ihren Gehalt an *Vitalstoffen* bestimmt. Sie sind zum ungestörten Ablauf der Lebensvorgänge in Pflanze, Tier und Mensch unentbehrlich. Sind sie nicht in einem ausgewogenem Verhältnis in der Nahrung vorhanden, können die wichtigen Grundnährstoffe wie Eiweiß, Fett und Kohlenhydrate im Organismus nicht den Erfordernissen entsprechend umgesetzt werden. Unweigerlich folgen Stoffwechselstörungen. So kann niemand gesund bleiben.

Die wichtigste Forderung der Stunde: Es gilt, die längst als falsch erkannten Thesen der alten Ernährungslehre endlich schnell zu vergessen. Das ist eine Forderung, die leichter erhoben als durchgesetzt werden kann. Solange die neuen Erkenntnisse noch nicht Allgemeingut geworden sind, werden Verwirrung und Unsicherheit andauern.

Prägen Sie sich bitte eines für immer ein: Alle Ernährungsratschläge, bei denen Kalorienangaben von Wichtigkeit sind und in denen ein bestimmter Gehalt an Eiweiß, Fett und Kohlenhydraten gefordert wird und die darüber hinaus einen hohen Eiweißgehalt der Nahrung empfehlen, sind unbrauchbar, ja schädlich. Wer solche Ratschläge befolgt, handelt sich nur Nachteile ein.

Merken Sie sich in Ihrem eigenen Interesse eines: Überlegen Sie bei allem, was Sie zu sich nehmen, ob das wohl auch einer Ihrer Vorfahren vor hundert Jahren konsumiert hätte. Sobald das nicht der Kost entspricht, die unsere Vorfahren zur Zeit der bäuerlichen Selbstversorgung unter einfachen Verhältnissen zu sich genommen haben, sollten auch Sie davon ablassen.

Was bedeutet das nun ganz konkret? Zunächst: Man muß sich abgewöhnen, »in Kalorien zu denken«. Das ist einfach grundfalsch. Nur so konnte es zu der Auffassung kommen, daß Fettsucht eine Folge von Überernährung sei. Wer darunter litt, wurde und wird nach den vielen bekannten, unermüdlich wiederholten, deshalb aber nicht richtigeren Ratschlägen behandelt: Nahrungszufuhr insgesamt einschränken! Fett meiden! usw. Als ob das überschüssige Fett im Körper etwa aus dem Fett der Nahrung stammte!

Um es klar auszusprechen: Wer das glaubt, irrt. Körperfett entsteht allein dadurch, daß raffinierte Kohlenhydrate wegen Vitalstoffmangels vom Körper nicht vollständig abgebaut werden können. Mit anderen Worten: Unsere sonst so perfekt funktionierenden Organe sehen sich außerstande, die Auszugsmehle und den Fabrikzucker bis zu den Endstoffen im Stoffwechsel zu verarbeiten, nämlich zu Kohlensäure und Wasser. Statt dessen werden die »unverdauten« Reste halb verbrannt als Fett deponiert.

Alle derzeit propagierten Abmagerungsdiäten sind Unfug!

Nie zuvor war das Angebot an Diät-Vorschlägen, Abmagerungskuren und Ernährungsratschlägen so vielfältig wie heute. Dennoch nimmt die Zahl der Übergewichtigen ständig zu. Das läßt nur einen Schluß zu: Die propagierten Methoden sind falsch. Mit Nahrungseinschränkung wird zwar kurzfristig tatsächlich Gewichtsabnahme erzielt. Das dient als vordergründiger Beweis für die Richtigkeit der vertretenen Theorie. Anscheinend beweisen derartige offensichtliche Erfolge, daß Fettsucht tatsächlich eine Folge der Überernährung ist.

Der Übergewichtigkeit liegt in Wahrheit eine Stoffwechselerkrankung zugrunde. Durch die vorgeschlagene Nahrungseinschränkung wird eine Besserung dieser Erkrankung oder gar eine Heilung unter keinen Umständen erzielt.

Eine wirksame Reduzierung des Körpergewichtes ist allein durch vitalstoffreiche Vollwertkost zu erreichen!

Womöglich drängt es Sie jetzt, mich als zu doktrinär, als zu stark meinen eigenen Erkenntnissen verhaftet zu sehen. Dabei beziehe ich meine Weisheit allein aus Erfahrungen. Verfolgt man nämlich das Schicksal eines Fettsüchtigen über einen längeren Zeitraum, so erweist sich, daß all diese angeblich so erfolgreichen kurzfristigen Kuren in Wahrheit ohne Erfolg bleiben. Spektakuläre Anfangserfolge befriedigen den Patienten. Doch schon kurze Zeit nach Beendigung der kurzzeitigen Nahrungseinschränkung wird in den meisten Fällen das alte Gewicht wieder erreicht. Im Endeffekt sind solche Kuren ohne jeden Erfolg.

Was also ist zu tun? Das wichtigste: Man muß nicht nur erkennen, sondern auch einsehen, daß es sich bei der Übergewichtigkeit nicht um ein zufälliges Ergebnis, sondern um das Symptom einer echten Krankheit handelt. In all diesen Fällen liegt eine *Stoffwechselstörung* vor. Und diese Störung ist nicht auf dem Wege einer Nahrungseinschränkung zu beseitigen. Sie ver-

schlimmert das Leiden eher noch, statt es zu verbessern. Was not tut, ist eine richtige Ernährung über lange Zeit!
Lassen Sie mich zusammenfassen: Vorübergehende Gewichtsabnahme bedeutet nichts anderes als die Linderung eines Symptoms. Daraus wird der Trugschluß abgeleitet, daß mit den untauglichen Methoden die echte Heilung der Grundkrankheit »Fettsucht« zu erreichen sei.

Hauptübel: Gestörter Stoffwechsel

Unter Stoffwechsel versteht man die Summe aller chemischen Vorgänge, die sich vom ursprünglichen Ausgangsstoff bei der Nahrungsaufnahme bis zum Endprodukt in den lebendigen Organismen abspielen.
Die Zuckerkrankheit, die Gicht und zu hohes Gewicht sind der Ausdruck von Stoffwechselstörungen. Auch allen Ablagerungskrankheiten liegen Störungen des Stoffwechsels zugrunde. Gefäßerkrankungen wie Arteriosklerose und Thrombose, Lebererkrankungen, Steinbildung in der Gallenblase und im Nierenbecken gehören dazu. Die Erkrankung der Bewegungsorgane, d. h. die rheumatischen Erkrankungen, beruhen zu einem Teil ebenfalls auf Stoffwechselstörungen. Beim Mineralstoffwechsel unterscheidet man Störungen des Eisen-, Kalk-, Phosphor- und Kaliumstoffwechsels. Der Wasserhaushalt ist genauso störungsanfällig.
Jede Nahrung, die aus vielfältigen »Stoffen« zusammengesetzt ist, macht eine Umwandlung durch, nicht nur innerhalb des Magen-Darm-Kanals, sondern auch in den inneren Organen, im Gewebe und in jeder einzelnen Zelle. Alle lebendigen Vorgänge äußern sich in einem ständigen Wandel der Stoffe. Eine Störung die-

ser Abläufe ist gleichbedeutend mit Krankheit. Daher können die meisten Krankheiten als Störungen von Stoffwechselvorgängen erklärt werden.
Die Zuckerkrankheit ist eine Störung, die sich vorwiegend im Kohlenhydratstoffwechsel abspielt, bei der Gicht und allen allergischen Vorgängen ist die Störung beim Eiweiß- und bei der Fettsucht beim Fettstoffwechsel zu suchen.
Die Zuckerkrankheit wird durch jahrzehntelangen Verzehr raffinierter Kohlenhydrate, d.h. von Auszugsmehlen (Graubrot und Weißbrot), und von Fabrikzukker hervorgerufen. Neueste Forschungen, vor allem der englischen Ärzte Cleave und Campbell, haben erwiesen, daß diese Ursachen nicht nur der Zuckerkrankheit, sondern auch den bekannten anderen Stoffwechselstörungen wie Arteriosklerose, dem Herzinfarkt, der Thrombose, der Fettsucht und den Steinbildungen zugrunde liegen.
Man faßt daher alle diese Stoffwechselstörungen, die durch den Genuß von raffinierten Kohlenhydraten (= Saccharide) verursacht sind, unter dem Begriff »Saccharidose« zusammen. Die englischen Forscher haben in ausgedehnten epidemiologischen Studien nachgewiesen, daß mindestens 20 Jahre lang Auszugsmehle (Grau- bzw. Weißbrot) und Fabrikzucker verzehrt werden müssen, ehe es zur nachweisbaren Zuckerkrankheit kommt. Die Vererbbarkeit der Stoffwechselstörungen führt dazu, daß schon Kinder an Zuckerkrankheit erkranken können, wenn die Vorfahren (Eltern oder Großeltern) Saccharide gegessen haben.
So erklärt sich nicht nur die ungeheure Zunahme der erwähnten Stoffwechselstörungen bei den zivilisierten Völkern in den letzten Jahrzehnten, sondern auch die Beobachtung, daß bei vielen gleichzeitig mehrere

Stoffwechselerkrankungen auftreten. Die Fettsucht, die Zuckerkrankheit, der Herzinfarkt, die Steinbildung usw. stellen eben lediglich die verschiedenen Erscheinungsformen einer Grundkrankheit, der Saccharidose, dar.

Die Behandlung der Saccharidose

Daraus ergibt sich folgerichtig die Behandlung aller Stoffwechselstörungen, nämlich die strikte Vermeidung der Saccharide, d. h. der Auszugsmehle (Grau- u. Weißmehlprodukte) und aller Arten von Fabrikzucker. Durch den Genuß denaturierter Fabriknahrungsmittel entsteht, wie erläutert, ein Mangel an Vitalstoffen. Deshalb muß die Nahrung aus vitalstoffreichen Lebensmitteln bestehen: Vollkornprodukten (Vollkornbrote und Frischkorngerichte) und Frischkost in Form von rohen Salaten und Obst.
Für den Zuckerkranken ist eine ausreichende Versorgung mit Vitamin-B1-haltigen Lebensmitteln besonders wichtig, da die Kohlenhydrate zu ihrem Abbau im Organismus Vitamin B1 benötigen. Das ganze Getreidekorn ist der hauptsächlichste Vitamin-B1-Lieferant in jedem Kostplan. Daher bringt schon das Ersetzen von Graubrot und Weißbrot durch Vollkornbrote eine wesentlich bessere Stoffwechsellage.
Je größer der Anteil an natürlichen Lebensmitteln ist und je strenger die Fabriknahrungsmittel gemieden werden, eine um so bessere Stoffwechsellage ist erreichbar. Da diese aber bei jedem Zuckerkranken anders ist — es gibt leichteste, leichte, mittlere, schwere und schwerste Fälle —, erfordert die Behandlung eine ganz individuelle Einstellung, die nur ein in Ernährungsfragen erfahrener Arzt treffen kann.

Pflanzliches Eiweiß ist so gut wie tierisches

Nun noch einige Bemerkungen zum *Eiweißproblem,* über das ebenfalls immer noch außerordentlich irrige Vorstellungen bestehen — Auswirkungen der alten Ernährungslehre.
Als die chemische Forschung noch nicht so hoch entwickelt war wie heute, nahm man aufgrund der damaligen Untersuchungsergebnisse an, pflanzliche Eiweiße seien im Vergleich zu tierischen nicht vollwertig. Diese Vorstellungen führten nicht nur zu einer einseitigen Empfehlung von tierischem Eiweiß und einer Abwertung des pflanzlichen Eiweißes, sondern geradezu zu der Behauptung, der Mensch könne ohne tierisches Eiweiß nicht leben. Obwohl diese These schon längst als absolut unhaltbar nachgewiesen ist, spukt sie noch heute in vielen Köpfen.
Diese These von der Notwendigkeit tierischen Eiweißes ist innerhalb der alten Ernährungswissenschaft, die uns mit ihrer einseitigen Kalorien- und Nährstofflehre die heutige Lawine der ernährungsbedingten Zivilisationskrankheiten beschert hat, sicher das groteskeste Dogma. Denn nicht nur der einfachste Tierversuch, etwa am Kaninchen, zeigt, daß tierisches Eiweiß für volle Gesundheit nicht nötig ist — stammt doch alle Kenntnis über die Stoffwechselvorgänge am Menschen aus Tierversuchen! —, sondern allein die Beobachtung, daß von den 3 1/2 Milliarden Menschen auf dieser Erde zwei Milliarden ohne tierisches Eiweiß leben, bedeutet die handfeste Widerlegung der Behauptung, Menschen könnten ohne tierisches Eiweiß nicht auskommen.
Für die Deckung des Eiweißbedarfes ist es nicht entscheidend, ob das Eiweiß von der Pflanze oder vom Tiere stammt, sondern ob alle notwendigen Aminosäu-

ren, die Bausteine der Eiweiße, zugeführt werden oder nicht. Das Eiweißmuster, das die einzelnen Eiweißarten kennzeichnet, nennt man Aminogramm. Der Gehalt der Pflanzen an einzelnen sogenannten essentiellen Aminosäuren ist sehr unterschiedlich. Deshalb wäre es nicht möglich, daß der Mensch nur von einer einzigen Pflanze lebt. Er muß eben, falls er nur mit Pflanzen auskommen wollte, die Kost vielseitig zusammenstellen. Dabei hat sich aufgrund der Aminogramme die einfache Regel herausgestellt, daß der Eiweißbedarf absolut gesichert ist, wenn sowohl Getreideeiweiß als auch Eiweiß aus Wurzel- und Blatteilen von Pflanzen genossen werden.

Es waren vor allem die Ergebnisse unseres größten modernen Ernährungsforschers Kollath, die zeigten, daß das wesentliche bei der Eiweißversorgung ist, ob die Eiweiße noch nativ, d.h. natürlich, oder durch Hitze oder andere physikalische oder chemische Einwirkungen denaturiert sind.

Was damit gemeint ist, ist vielleicht am einfachsten an folgender Beobachtung zu erklären: Wenn z.B. ein Raubtier, das nur von »Fleisch«, also von Tieren lebt, mit erhitztem Fleisch ernährt wird, geht es zugrunde. Ein Löwe, der nur mit erhitztem Muskelfleisch ernährt wird, ist nicht lebensfähig, eine Nahrung, die der Mensch fälschlicherweise als eine wichtige Kraftnahrung ansieht. Das Raubtier bleibt nur gesund, wenn es das Tier ganz und roh frißt. Auch der Mensch benötigt zur vollen Gesundheit unerhitztes Eiweiß. Da er aber kein Raubtier ist, dürfte seine ihm im Schöpfungsplan zugedachte Nahrung nicht das rohe ganze Tier sein, sondern frische unerhitzte Pflanzenteile. Wer täglich etwas rohes Getreide in Form des Frischkornbreis, etwas Frischkost in Form von Gemüsesalaten aus Wurzel- und Blatteilen zu sich nimmt, braucht sich über

die Deckung seines Eiweißbedarfes nicht die geringsten Gedanken zu machen.
Es dürfte noch viel Zeit vergehen, bis die eingewurzelten falschen Vorstellungen, die nicht nur in der Bevölkerung, sondern leider auch noch in Ärztekreisen verbreitet sind, neuen Erkenntnissen Platz gemacht haben. Aber erst wenn die Richtlinien einer richtigen Ernährung mit der beschriebenen vitalstoffreichen Vollwertkost Allgemeingut geworden sind, ist die drohende Gesundheitskatastrophe abzuwenden.

Gewichtszunahme kann das erste Signal eines Zivilisationsschadens sein

Am leichtesten erkennen wir einen sich anbahnenden Zivilisationsschaden an der Gewichtszu- oder -abnahme. Wer dieses erste Warnsignal beginnender Stoffwechselstörung nicht beachtet, läuft sofort Gefahr, unter den bereits erwähnten ernährungsbedingten Krankheiten zu leiden. Normales Gewicht ist allerdings auch keine Garantie dafür, daß nicht bereits ein ernster Zivilisationsschaden vorliegt.
Übergewichtigkeit darf nicht länger als bloßer »Schönheitsfehler« angesehen werden. Sie ist der Ausdruck einer echten, einer ernst zu nehmenden Krankheit. Der beste Beweis: Übergewichtigkeit hat eine nachweisbare Verkürzung der Lebensdauer des Menschen zur Folge.
Ein Übergewicht von 10% verkürzt die Lebenserwartung um 17%. Ein Übergewicht von 30% bringt bereits eine Verkürzung der Lebenserwartung um 40% mit sich. Selbst in der Sterblichkeitskurve ist der nachteilige Einfluß der Fettsucht deutlich abzulesen. Ein Mehrgewicht von 27,2 kg gegenüber vergleichbaren Alters-

genossen bringt eine höhere Sterblichkeitsquote von 67% mit sich. Auf einen einfacheren Nenner gebracht: Wer zu dick ist, stirbt früher als notwendig.

Oft kommen tadellos proportionierte junge Mädchen in meine Sprechstunde mit der Bitte, ihnen beim Abnehmen zu helfen. Diesem Motiv liegen verschrobene Vorstellungen von der Idealgestalt der Frau zugrunde. Jede normale weibliche Rundung wird als Ausdruck häßlicher Fettsucht abgewertet. Manchmal wird der Wunsch nach Gewichtsabnahme auch damit begründet, daß die beste Freundin viel weniger wiege. Daraus resultiert: Es ist wichtig, »normales Dicksein« von »krankhaftem Dicksein« zu unterscheiden.

Die Übergewichtigkeit hat dieselben Ursachen wie andere ernährungsbedingte Zivilisationskrankheiten. Aus diesem Grunde ist die Behandlung auch genau dieselbe. Die früher beschriebene *vitalstoffreiche Vollwertkost* ist die ideale Dauerernährung für jeden von uns.

Was ist an dieser Ernährung besonders zu beachten? Ich kann nur wiederholen: Auszugsmehle vermeiden, alle Fabrikzuckerarten, alle Arten von Säften und raffinierten Fetten! Schon die geringste Aufnahme stellt jeden Erfolg in Frage!

Die Überlegung, welches Fett für den Körper am besten und am bekömmlichsten ist, bedarf nun auch endlich einer verbindlichen Klärung. Die bisher verbreiteten Theorien sind nämlich in der Mehrzahl falsch. Ich bin verblüfft, mit welch durchschlagendem Erfolg man einem in anderen Fragen so intelligenten Volk wie dem deutschen eingeredet hat, daß Butter schädlich, Margarine dagegen unschädlich sei. Nach meiner Erfahrung, die sich mit den Ergebnissen wissenschaftlicher Forschung deckt, stimmt das einfach nicht.

Was also ist zu tun? Welche Fettart ist die richtige?

Hauptregel: Jeder muß darauf achten, daß die Versorgung seines Körpers mit *fettlöslichen Vitaminen* und *hochungesättigten Fettsäuren* sichergestellt ist. Das ist nur durch den Genuß und die Verwendung *naturbelassener Fette* möglich.
Wer unter Übergewicht leidet, muß sogar eine bestimmte Menge naturbelassenen Fettes täglich zu sich nehmen! Auf Grund falscher Vorstellungen gibt es heute allerdings kaum einen Übergewichtigen, der nicht sofort als erstes die Fettzufuhr einschränkt in der Hoffnung, abzunehmen. Leider wird ihm das ja auch von allen Seiten angeraten.
Wer so handelt, läuft Gefahr, sein Leiden zu verstärken, ja es in ein unheilbares Stadium zu überführen.
Es klingt unglaublich, ist aber leider die Wahrheit: Je mehr der Verzehr von Fett eingeschränkt wird, desto dicker wird der Patient. Logische Konsequenz: Je dikker der Patient wird, um so stärker kasteit er sich, desto genauer nimmt er es mit der Einschränkung des Fettkonsums. Das kann dazu führen, daß er schließlich alles sichtbare Fett aus der Nahrung entfernt, die er zu sich nimmt.
In Wirklichkeit führt man sich auch total natürlich noch »unsichtbare Fette« zu, die in der übrigen verzehrten Nahrung stecken. Bei diesen Fetten handelt es sich meistens um sogenannte »denaturierte« Fette. So kommt es, daß der Organismus zu wenig jener Vitalstoffe zur Verfügung hat, die dem Körper allein durch die naturbelassenen Fette zugeführt werden.
Die paradoxe Situation: In den zivilisierten Staaten ist der scheinbar gesunde Durchschnittsbürger trotz übermäßigen Fettverbrauchs nicht mehr ausreichend mit naturbelassenen Fetten versorgt! Um wieviel mehr

gilt das erst für den Fettsüchtigen! Wenn der Fettsüchtige nun auch noch den Fehler macht, den Verzehr jener Fette einzuschränken, die schon in normaler Menge kaum zur Deckung der an naturbelassene Fette gebundenen Vitalstoffe genügt, kann er in einen bedrohlichen Gesundheitszustand kommen. Im schlimmsten Fall führt das zu einer nicht reparablen Dauerschädigung.
Das also ist das Los der Mehrzahl aller Fettsüchtigen, denen man rät, den Verzehr von Fett einzuschränken, statt die raffinierten Kohlehydrate zu meiden.

Welches Fett soll man meiden, welches essen?

Ich kann aus meiner Erfahrung als wichtigstes naturbelassenes Fett die Butter empfehlen. Sie hat dem Menschen seit Jahrtausenden zur natürlichen Ernährung gedient, ohne jemals gesundheitliche Nachteile hervorzurufen. Also sollten wir Butter essen! Es wäre gut, wenn diese Butter aus frischem, nicht pasteurisiertem Rahm gewonnen würde. Leider ist das nur noch bei der sogenannten »Landbutter« der Fall. Molkereibutter wird grundsätzlich pasteurisiert. Das macht sie weniger gesund. Dennoch ist auch pasteurisierte Butter jedem anderen Fett vorzuziehen.
Butter ist also nicht schädlich? Ich kann nur antworten: nein, nein, nein! Auch für die Entstehung des Herzinfarkts ist Butter im Gegensatz zu vielen aufgestellten Behauptungen nicht verantwortlich. Vertreter der alten Ernährungslehre behaupten bis heute, eine der Hauptursachen des Herzinfarkts sei der Verzehr tierischer Fette, da sie Cholesterin und gesättigte Fettsäuren enthielten.
Die Unhaltbarkeit dieser Theorie ist längst bewiesen.

Der Butter aber haftet noch immer der Makel der Schädlichkeit an.

Der Fettverzehr betrug bis Ende des vergangenen Jahrhunderts in deutschen Großstädten täglich 50—70 g, während es heute etwa 125—130 g sind. Dabei war aber früher der Anteil der tierischen Fette wie Butter, Schmalz, Speck und Talg höher als heute. Der heutige Mehrverzehr an Fett geht auf das Konto der aus Pflanzen gewonnenen Fette (Erdnüsse, Sojabohnen, Oliven, Kokosnüsse, Ölpalme, Sonnenblume, Sesam und Raps). Schon diese Tatsache spricht gegen die Fett-Theorie, da das Cholesterin den tierischen Fetten zugehört, die Zunahme des Fettverbrauchs jedoch auf der Steigerung des Pflanzenanteils beruht.

Zur Ehrenrettung der Butter sei auch an dieser Stelle angeführt, daß sie das einzige Fett ist, das keiner Umwandlung (Entgiftung) in der Leber bedarf, sondern direkt von jeder Körperzelle verwendet werden kann. Alle anderen Fette müssen in der Leber erst zu verwertbaren Fetten assimiliert werden.

Bei dem Hinweis auf die Bedeutung der Butter muß auch betont werden, daß Cholesterin nicht nur unschädlich, sondern absolut lebensnotwendig ist. Wonn die Rede auf die Ursachen des Herzinfarkts kommt, wird darüber noch mehr zu sagen sein.

Die Butter enthält 73 verschiedene Fettsäuren: Alle notwendigen ungesättigten und gesättigten Fettsäuren sind in ihr vorhanden. Im Milchfett sind alle notwendigen ungesättigten Fettsäuren und fettlöslichen Vitamine enthalten. Eine simple Tatsache beweist das. Ein Säugling gedeiht in der ersten Zeit seines Lebens vorzüglich und verdoppelt in kurzer Zeit sein Gewicht: durch den alleinigen Genuß von Muttermilch.

Außer der Butter können als gute Quelle hochungesättigter Fettsäuren *kaltgepreßte Öle* wie Leinöl, Sonnenblumenöl, Maisöl, Distelöl usw. verwendet werden. Diese vor allem zum Anmachen der Frischkostsalate.

Was dürfen Sie trinken?

Und noch ein anderer Ratschlag sollte beherzigt werden: Bei der Behandlung der Stoffwechselstörung, die der Übergewichtigkeit zugrunde liegt, ist entgegen der üblichen Handhabung die *Zufuhr von reichlich Flüssigkeit* zu empfehlen. Dies gilt insbesondere für Zeiten stärkerer Gewichtsabnahme. Nur dadurch steht dem Organismus das nötige Lösungsmittel zur Ausscheidung der anfallenden Abbauprodukte zur Verfügung. Die so oft empfohlene Flüssigkeitseinschränkung ist nachteilig; wer Durst hat, soll trinken. Andererseits ist eine Flüssigkeitszufuhr über die Durstgrenze hinaus nicht notwendig. Bitte beachten:
Als Flüssigkeiten kommen nur echte Getränke in Frage: klares Wasser, beispielsweise mit oder ohne Kohlensäure, Tees aller Art. Arzneiliche Tees dürfen nur kurzzeitig und nur mit ärztlicher Verordnung verwendet werden.
Dagegen sind flüssige Nahrungsmittel wie Obst- und Gemüsesäfte streng zu meiden. Auch kleine Mengen dieser rasch resorbierbaren Teilnahrungsmittel können den Erfolg verhindern. Es ist eine irrige Vorstellung, Säfte — auch frisch gepreßte — seien allein deshalb zu empfehlen, weil sie dem Körper möglichst viel »Vitamine« zuführten. Säfte sind nur Teilnahrung. Die Vitamine brauchen zu ihrer vollen Wirksamkeit auch die anderen Vitalstoffe, die in den Trestern, den Rückständen, enthalten sind und bei der Saftzubereitung wegfallen.
Eines leuchtet wohl jedem ein: Es ist unmöglich, in we-

nigen Sekunden 1 kg Gemüse oder rohes Obst *zu essen;* möglich ist es aber, in dieser kurzen Zeit den Saft von 1 kg Obst oder Gemüse *zu trinken.* Das Teilnahrungsmittel Saft löst aber durch die rasche Aufnahme bzw. Aufsaugung im Verdauungskanal bei stoffwechselgestörten Fettsüchtigen ähnliche Störungen aus wie das isolierte Kohlenhydrat Fabrikzucker. In Kurzformel gebracht: Das entkeimte Grau- und Weißmehl (Auszugsmehl) verhält sich zum ganzen Getreidekorn wie der Apfelsaft zum ganzen Apfel.
Milch darf daher nicht als Getränk zum Löschen des Durstes etwa an Stelle von Wasser oder Tee getrunken werden, sondern ist als flüssiges Nahrungsmittel nur im Rahmen der Nahrungsmittel zu verwenden. Auch die Milch soll möglichst nicht in gekochter, homogenisierter oder pasteurisierter Form, sondern als naturbelassene Vorzugsmilch gebraucht werden.

Frischkostzulage — unerläßlich

Für den Übergewichtigen gilt die Regel, daß zur Deckung des Bedarfs an Mineralstoffen und wasserlöslichen Vitaminen in ausgewogenem Verhältnis eine reichliche Zufuhr von Frischkost in Form von rohen Gemüsesalaten unerläßlich ist
Die Menge an rohem Obst soll gering gehalten werden; es darf nicht als Nachtisch, sondern vor dem anderen Essen oder als Mahlzeit für sich genommen werden. Vielfach besteht die Vorstellung, Obst mache dünn. Deshalb wird es häufig in zu großen Mengen genossen. Dadurch verschiebt sich innerhalb der Frischkost das Verhältnis von Gemüse zu Obst zu sehr nach der Seite des Obstes. Gekochtes Obst ist übrigens überhaupt nicht zu empfehlen. Einerseits ist es meist

mit Fabrikzucker gekocht, andererseits stört es bei Magen-Galle-Darmempfindlichen die Verträglichkeit von Vollkornbrot und Frischkost.
Was Sie zu Ihrer besseren Ernährung beachten müssen: Die Menge der Frischkost (Gemüse + Obst) zusammen mit dem Frischkornbrei soll mindestens ein Drittel der Gesamtkost ausmachen. Wird der Anteil auf die Hälfte oder zwei Drittel erhöht, ist der Erfolg dementsprechend größer.

Vollkost ersetzt die Diät

Schließlich muß der Übergewichtige noch beachten, daß die Mahlzeiten streng eingehalten werden. Klar ausgedrückt: Zwischen den einzelnen Mahlzeiten darf nichts, auch nicht die geringste Kleinigkeit gegessen werden, auch kein Obst. Kommt es zwischen den Mahlzeiten zum Hungergefühl und wird dieses durch Zwischenmahlzeiten befriedigt, so wird der Organismus nicht gezwungen, in die Vorratskammer des eigenen Fettdepots zu greifen, und die Gewichtsabnahme bleibt aus. Wenn es auch nicht so sehr in erster Linie auf die Gewichtsabnahme ankommt, sondern auf die Normalisierung des gestörten Stoffwechsels, so ist es doch gerade am Anfang aus psychologischen Gründen vorteilhaft, *wenn der Dicke bald erlebt, daß er mit einer Vollkost, bei der er sich satt essen kann, das bezweckt, was er mit strengster Diät vorher nicht erreicht hat.*
Was aber tun bei hochgradigen Fettsuchtformen, die schon lange bestehen, etwa bei einem Körpergewicht ab 100 kg bis 170 kg? Wer bisher mit Kalorienbeschränkung versuchte, die Störung in Griff zu bekommen, dem gibt die Behandlung mit reiner Frischkost

für längere Zeit eine sichere Erfolgsgarantie. Je nach Fall erfolgt dann allmählicher Übergang auf die beschriebene vitalstoffreiche Vollwertkost.
Dazu ein eindrucksvoller Fall: Klaus K. leidet seit seinem vierten Lebensjahr an Übergewicht. Jetzt wiegt er mit zwölf Jahren 113 kg bei einer Größe von 154 cm. Sein Körper sieht grotesk unförmig aus. Seine ganze Entwicklung deutet darauf hin, daß es sich um eine Krankheit handelt und das Übergewicht nicht durch zuviel Essen entstanden sein kann.
Die Eltern von Klaus K. haben nichts unversucht gelassen, bei dieser ungewöhnlichen Fettsucht eine Gewichtsabnahme zu erreichen. Aber sämtliche Rezepte und Empfehlungen, mit denen sie und ihr »Dicker« von allen Seiten bedacht wurden, brachten auf die Dauer keinen Erfolg. Denn alle diese Methoden sind nur auf kurzfristige Gewichtsabnahmen abgestellt und können nicht lange durchgeführt werden.
In einer Klinik zum Beispiel, in der Klaus schlanker werden sollte, verlor er trotz strenger Kalorienbeschränkung nur ein Pfund in vier Wochen. Anschließend kam der Junge in meine klinische Behandlung. Mit Frischkost, von der Klaus soviel essen durfte wie er wollte, nahm er in 14 Tagen 6,5 kg ab. Bei einer Nachuntersuchung nach einer halbjährigen häuslichen Weiterbehandlung mit der beschriebenen vitalstoffreichen Vollwertkost hatte er insgesamt welter bis auf 86,8 kg abgenommen.

Abschließend zu diesem Kapitel noch zwei Zuschriften von Patienten:

»... Meine Frau und ich essen nach Ihren Empfehlungen täglich Frischkornbrei, meiden jegliche Produkte,

die mit Auszugsmehl hergestellt sind, essen nur Vollkornbrot und viel Obst sowie täglich herrliche Salate von vielerlei Gemüse- und Salatsorten. Wir verzichten auch auf Industriezucker.
Wir haben festgestellt, daß man diese Ernährung sogar leicht auf Reisen einhalten kann. Übrigens auch dann, wenn man in Kantinen essen muß, wie wir mittags.
Ich bin 60 Jahre alt und wog bei einer Größe von 1,76 cm bisher immer etwa 76 Kilogramm. In den vergangenen zwei Monaten habe ich mühelos neun Kilogramm abgenommen und somit das Idealgewicht erreicht.
Ich habe mich noch nie so wohl gefühlt. Ein Asthmaleiden, das mir früher sehr zu schaffen machte, ist gänzlich verschwunden.
Meine Frau und ich sind sehr glücklich und betrachten diesen Umschwung in unserem Leben als ein gütiges Geschick, das uns solche überaus wertvollen Ratschläge gerade noch zur rechten Zeit gegeben hat ...«

E. F.

Warum Tiere gesünder leben als wir

Keine Krankheit ohne Ursachen. Dennoch ist kaum ein Kranker imstande, die Ursachen seiner Krankheit anzugeben, wenn der Arzt ihn in der Sprechstunde danach fragt. Meist bezeichnet der Patient die »Ursachen« mit verwaschenen Schlagworten wie Kreislaufstörung, Bandscheiben-Schaden, Verschleißerscheinungen, Nerven, Herz, Leber und dergleichen, ohne zu bemerken, daß er damit lediglich Organe angibt, die bereits krank sind. Er will wohl damit zum Ausdruck bringen, daß er Beschwerden hat, weil die Leistung dieser Organe gestört ist. Damit täuscht er sich selbst darüber hinweg, daß ihm die eigentlichen Ursachen, weshalb die Organe krank geworden sind, ganz unbekannt sind. Dies gilt im ganz besonderen Maße für alle ernährungsbedingten Zivilisationskrankheiten, deren Zahl in erschreckendem Maße ständig ansteigt.

Es gibt nun ganz sichere Zeichen, an denen man schon relativ früh erkennen kann, ob die Ernährung richtig ist oder falsch, z. B. Zahnkaries und die Stuhlverstopfung. Beide sind Frühsymptome einer unzureichenden Ernährung. Schon 98% der 10jährigen Kinder leiden an Zahnkaries und zwei Drittel aller Frauen über 50 Jahren an Stuhlverstopfung. Daran ist zu erkennen, daß sich die meisten Bundesbürger falsch ernähren, natürlich ohne es zu wissen. Denn wer ernährt sich schon absichtlich und wissentlich falsch?

Es lohnt sich, sich kurz mit der Stuhlverstopfung näher zu beschäftigen, nicht nur, weil so viele Menschen

daran leiden, sondern auch deshalb, weil jeder, bei dem die Primitivfunktion der Darmentleerung nicht in Ordnung ist, es im weiteren Verlauf mit einer ganzen Kette von dazukommenden Gesundheitsstörungen zu tun bekommt.
Man kann jede Gesundheitsstörung nach zwei verschiedenen Grundsätzen behandeln: Es wird entweder lediglich eine Linderung der Symptome angestrebt, oder man versucht eine Heilung der Grundkrankheit. Die Heilbehandlung verlangt meist, daß die Ursachen erkannt und beseitigt werden.
Heute sind die meisten ärztlichen Behandlungen auf rasche Symptombeseitigung ausgerichtet. Man begründet dies meist damit, der Patient wünsche es nicht anders; er habe nicht mehr die Geduld zu warten, bis durch Heilung der Krankheit die Beschwerden verschwinden, sondern er wolle die lästigen Symptome sofort beseitigt wissen.

Eine garantiert erfolgreiche Behandlung der Stuhlverstopfung

Was die *Stuhlverstopfung* betrifft, so besteht dieses Argument gewiß nicht zu Recht. Die meisten Kranken, die an Verstopfung leiden, sind enttäuscht, wenn die Behandlung in der Routineverordnung von Abführmitteln besteht. In Wirklichkeit wird nicht einfach deshalb zum Abführmittel gegriffen, weil der Kranke es wünscht, sondern weil eben eine Behandlung, die mit *Sicherheit* den Erfolg bringt, nicht bekannt ist. Darin liegt auch der Grund, weshalb immer wieder neue Vorschläge zur Behandlung der Stuhlverstopfung auftauchen.
Wenn ich nun wage, eine Erfolgsgarantie bei genauer

Einhaltung der Anweisungen zu geben, so mag dies sicher manchen unterschwellig unangenehm berühren. Haben wir Ärzte doch gelernt, daß es im Bereich des Lebendigen keine Garantien gebe wie bei den Gesetzen der Mechanik. Bedenkt man aber, daß es in der freien Natur kein Lebewesen gibt, das vorne etwas hereinfrißt, was nicht garantiert hinten — wenn auch in veränderter Form — wieder herauskommt, so mag die Versicherung eines garantierten Behandlungserfolgs gar nicht mehr so abwegig erscheinen und schon auf weniger Ressentiments stoßen.
Der primitive Urvorgang der Aufnahme von Substanzen in den lebendigen Organismus und der unbehinderten Eliminierung der nach der Verdauung übrigbleibenden Produkte ist so fest mit den Grundgesetzen des Lebendigen verankert, daß schon der Gedanke, ein Regenwurm, Käfer, Fisch oder Vogel könne an Stuhlverstopfung leiden, uns ein Lächeln abnötigt. Warum soll dies allein beim Menschen und den Tieren, die er domestiziert, anders sein?
Das Tier ist in seinen Handlungen instinktgebunden; dies trifft auch für die Auswahl seiner Nahrung zu. Dagegen hat der Mensch die Möglichkeit, seinen Verstand zu gebrauchen beziehungsweise zu mißbrauchen, um sich vom Instinkt zu lösen und die ursprünglichen Lebensmittel durch Eingriffe physikalischer und chemischer Art zu verwandeln. Dabei spielt die Tendenz vermehrter Lustgewinnung, das heißt die Neigung, die *Lebensmittel* mehr oder weniger in *Genußmittel* umzuwandeln, eine beachtliche Rolle.
Nur der Mensch und die Haustiere, die sich ihre Nahrung nicht freiwillig aussuchen dürfen, können ihren Darm nicht mehr ohne Kunstgriffe entleeren. Die Ursachen der Verstopfung liegen, wie bereits geschildert, in der durch zivilisatorische Eingriffe veränderten

Nahrung. Es gibt nur ganz wenige Fälle, bei denen die Stuhlverstopfung nicht auf falscher Ernährung beruht. Dazu gehört die spannungsbedingte Stuhlverhaltung z.B. bei jungen Mädchen in der Pubertät im Rahmen einer neurotischen Fehlhaltung. Aber auch in diesen Fällen vereinfacht die Einhaltung der Ernährungsrichtlinien die Lebensproblematik. Daher ist in allen Fällen von Verstopfung, sowohl bei den ernährungsbedingten wie bei den lebensbedingten, die Richtigstellung der Ernährung gleichermaßen notwendig.
Wie bei allen ernährungsbedingten Zivilisationskrankheiten ist die Ursache der Verstopfung in der Denaturierung der Nahrung zu sehen. Die einfache Lösung des Problems liegt in dem Verzehr ganzheitlicher Lebensmittel und in der Vermeidung von Teilnahrungsmitteln. Bei der Einhaltung dieses Grundsatzes werden alle sonst empfohlenen Maßnahmen, die oft wie Tricks anmuten, überflüssig.
Im einzelnen ist die Vermeidung von Auszugsmehlen, Fabrikzucker und Säften notwendig. Dafür müssen Vollkornbrote, ein Frischkorngericht, ein bestimmter Anteil von Frischkost und naturbelassene Fette genossen werden.
Unter Auszugsmehlen versteht man Mehle, bei denen die Randschichten und der Keim entfernt sind und nur noch der Stärkekern verwendet wird. Dabei ist es gleichgültig, ob das Ausgangsmaterial aus Roggen, Weizen, Gerste, Hafer oder Hirse besteht. Die krankmachende Wirkung der Auszugsmehle erklärt sich vorwiegend durch den Mangel an Vitaminen des B-Komplexes. Besonders notwendig erscheint der Hinweis, daß zwischen Graubrot und Weißbrot kein Unterschied besteht, was den Mangel an Vitalstoffen betrifft.
Die Vermeidung aller Fabrikzuckerarten ist nicht nur

deshalb nötig, weil diese Zucker selbst keinerlei Vitalstoffe mehr enthalten und als »Vitamin-B-Räuber« wirken, sondern auch deshalb, weil sie diejenigen Lebensmittel, deren Verzehr zur sicheren Behebung der Verstopfung nötig ist, nämlich die Vollgetreide und die Frischkost, unverträglich machen.

Zu den störenden Teilnahrungsmitteln gehören auch die Säfte aus Obst und Gemüse, sowohl die selbst hergestellten, frisch gepreßten als auch die gekauften. Auch sie bewirken in ihrer Eigenschaft als Teilnahrungsmittel Verstopfung und erzeugen in gleichem Maße wie der Fabrikzucker Unverträglichkeiten der unerläßlichen Vollkornprodukte und der Frischkost. Die Säfte wirken auch dadurch nachteilig, daß sie frei sind von Zellulose, die für die Anregung der Darmtätigkeit von Bedeutung ist.

Was die Vollkornbrote betrifft, so ist wichtig, daß auf große Abwechslung in den Sorten zu achten ist. Man ißt ja auch nicht jeden Tag dasselbe Gemüse in derselben Zubereitung.

Es muß betont werden, daß ohne Genuß des Frischkorngerichtes ein Erfolg nicht garantiert werden kann. Das tägliche Frischkorngericht ist also unerläßlich.

Der Anteil an Frischkost soll möglichst aus vier Gemüsearten zusammengesetzt sein, wovon zwei unter der Erde und zwei über der Erde gewachsene Pflanzenteile sein sollen, also z. B. grüner Salat und Rotkohl sowie rote Bete und Möhre. Die Blatteile sind chemisch anders zusammengesetzt als die Wurzelteile, und so ergänzen sich die verschiedenen Teile zu einem harmonischen Ganzen.

Vermeiden Sie Abführmittel!

Wichtig ist auch, daß unmittelbar mit dem Übergang auf diese Vollwertkost alle Abführmittel und sonstigen abführend wirkenden Stoffe strikt gemieden werden müssen. Werden Abführmittel weiter genommen, bleibt der Erfolg aus. Denn es gibt kein Mittel, das den Rhythmus der Darmtätigkeit so nachhaltig stört wie ein Abführmittel. Jedes Abführmittel ruft beim Gesunden als Reaktion nach der Darmentleerung Verstopfung hervor. Der Darm des Gesunden wird durch das Abführmittel zu einer Zeit entleert, zu der er sich ohne Abführmittel noch nicht entleert hätte.

Wer einmal mit Abführmitteln begonnen hat, kommt nur schwer davon los. Denn sobald er sie wegläßt, wartet der Darm auf den gewohnten Reiz, und infolge der Gegenregulierung bleibt der Stuhl einige Tage aus. Er muß auch ausbleiben, weil der Darminhalt schon vorzeitig entleert ist und eine gewisse Zeit vergeht, bis der Darm sich wieder gefüllt hat. Es ist verständlich, daß der Kranke, der von diesen Vorgängen nichts weiß, aus dem Wegbleiben der Entleerung den Schluß zieht, daß es bei ihm nicht ohne Hilfe des Abführmittels gehe.

Praktisch bedeutet dies: Auch nach Übergang auf die beschriebene Vollwertkost bleibt nach Absetzen des Abführmittels der Stuhl einige Tage aus. Erst nach dem dritten Tag erfolgt dann der Stuhlgang von selbst.

Wichtig erscheint auch der Hinweis, daß *der gesunde Mensch keinen regelmäßigen Stuhlgang hat,* wenn auch immer das Gegenteil behauptet wird. Ein Mensch, der ein »lebendiges« Leben führt, wird nicht täglich zur selben Stunde dasselbe essen; er wird nicht immer die gleiche körperliche Bewegung und nicht täglich dieselben Erlebnisse haben. Dementsprechend wird er auch keinen regelmäßigen Stuhlgang haben dürfen. Nur wer sich in ein unlebendiges, starres Schema der Lebensführung hineinpressen läßt, wer täglich zur selben Stunde dasselbe denkt, dasselbe ißt und dasselbe tut, wird als Abklatsch seines philiströsen Lebens auch einen regelmäßigen Stuhlgang haben. Deshalb finden wir den regelmäßigen Stuhlgang häufig bei pensionierten Beamten und Rentnern. Sie freuen sich, wenn sie die Uhr nach diesem wichtigen Erlebnis stellen können.

Die Beseitigung der Stuhlverstopfung verhütet andere Zivilisationskrankheiten

Auch die immer wieder gehörte Meinung, man könne den Darm »erziehen«, beruht auf einem Irrtum. Da die Darmtätigkeit durch das vom Willen unabhängige vegetative Nervensystem gesteuert wird, ist eine Erziehung durch den Willen völlig aussichtslos. Besonders nachteilig ist das Pressen auf den leeren Mastdarm; dadurch wird der Darminhalt nicht weiterbefördert. Für diese Irregeleiteten, die mit solcher widernatürlichen Beschäftigung kostbare Zeit ihres Lebens vertun, bedeutet die Aufklärung über das »Sinnlose dieser Darmerziehung« eine wahre Erlösung.
Da die Stuhlverstopfung ein Frühsymptom eines Vitalstoffmangels ist, bringt ihre dauerhafte Beseitigung mittels der vitalstoffreichen Vollwertkost den großen Vorteil, daß damit zugleich alle anderen ernährungsbedingten Zivilisationskrankheiten verhütet werden. Im besonderen Maß gilt dies für die degenerativen Erkrankungen des Bewegungsapparates (Arthrosen, Bandscheibenschäden), die Leber- u. Gallenblasenerkrankungen, Gallensteine, Stoffwechselkrankheiten

wie Zuckerkrankheit und Fettsucht, die Aderverkalkung, den Herzinfarkt und die Thrombose.

Herzinfarkt braucht 40 Jahre zur Entstehung

So wie die Stuhlverstopfung ein Frühsymptom falscher Ernährung ist, ist der Herzinfarkt ein Spätsymptom: Etwa 40 Jahre muß der Mensch täglich dieselben kleinen Fehler machen, bis der degenerative Gefäßprozeß und die Stoffwechselstörungen so weit fortgeschritten sind, daß ein Herzinfarkt eintreten kann. Von dem Augenblick an, in dem die vitalstoffreiche Vollwertkost einsetzt und die denaturierten Nahrungsmittel weggelassen werden, schreitet der Krankheitsprozeß nicht weiter fort. Dies bedeutet, daß auch noch nach langer Zeit üblicher zivilisatorischer Fehlernährung der Herzinfarkt verhütbar ist.
Zur sicheren Verhütung des Herzinfarkts muß besonders auf einige irrige Vorstellungen über die vermeintlichen Ursachen hingewiesen werden, die heute weit verbreitet sind. Der Herzinfarkt ist in den letzten zehn Jahren um 800%, die Zahl der Todesfälle durch Herzinfarkt um 200% angestiegen. Wenn alles richtig wäre, was der Bevölkerung über die Ursachen gesagt wird, dürfte es heute keinen Herzinfarkt geben; er nimmt aber weiter ständig zu statt ab.
Leider liegen die Gründe für die unaufhaltsame Zunahme der Gefäßerkrankungen, vor allem der Arteriosklerose und seiner Sonderform, des Herzinfarkts, in der allgemeinen Fehlinformation. So wird dem Wohlstandsbürger fälschlicherweise eingeredet, diese Erkrankungen rührten daher, daß die Menschen zuviel äßen. Träfe das zu, würde es bedeuten, daß die zivilisierten Menschen vor einigen Jahrzehnten plötzlich

begonnen haben müßten, mehr als die früheren Erdbewohner zu essen. Doch seit die Welt steht, haben die Menschen gern und gut gegessen — man denke an die Römer zur Zeit Neros und an Timmermanns Pallieter. Heute hat der Mensch wesentlich mehr Möglichkeiten, sich zu vergnügen, als vor 100 Jahren. Er ist nicht allein auf die Tafelfreuden als Hauptquelle der Lusterzeugung angewiesen.
Vielmehr ist wissenschaftlich nachgewiesen, daß die Gefäßerkrankungen durch fehlerhafte, nicht durch übermäßige Ernährung zustandekommen. Es ist ein Qualitäts-, kein Quantitätsproblem. Ein klassisches Beispiel für die Irreführung der Bevölkerung ist die sogenannte Fett-Theorie der Herzinfarktentstehung. Es wird behauptet, der Genuß von Butter und anderen tierischen Fetten sei infolge des Cholesteringehalts die Ursache der Arteriosklerose und der Cholesterin-Erhöhung im Blut. In Wirklichkeit ist Cholesterin ein lebensnotwendiger Stoff, der in der Butter und der Milch in der für den Organismus ausgewogenen Menge vorkommt. Wollte man deshalb Nahrungsmittel meiden, die Cholesterin enthalten, müßte man zuerst das Fleisch verbieten, durch dessen Genuß weit mehr Cholesterin zugeführt wird als durch Butter.

Herzinfarkt durch falsche Ernährung

Die Ursache der arteriosklerotischen Gefäßerkrankungen liegt nun einmal allein in der denaturierten Zivilisationskost, die durch ein Zuviel an raffinierten Kohlenhydraten (Auszugsmehle und Fabrikzucker) und Fabrikfetten (Margarine) und ein Zuwenig an naturbelassenen Lebensmitteln gekennzeichnet ist, wie schon mehrfach betont.

Der Herzinfarkt benötigt wie gesagt eine »Anlaufzeit« von ca. 40 Jahren. So lange Zeit muß man täglich die mangelhafte Zivilisationskost genossen haben, ehe man einen Herzinfarkt bekommen kann. Durch diese lange Zeit wird der Zusammenhang zwischen Ursache und Wirkung verschleiert. Nur dadurch wurde es möglich, daß andere Faktoren wie Bewegungsmangel, hoher Blutdruck, Rauchen und seelische Belastungen als »Ursachen« des Herzinfarkts angenommen wurden, während diese Faktoren in Wirklichkeit nur auslösende und verschlimmernde Komponenten darstellen. Bei einem Blutgefäß, das durch eine vitalstoffreiche Vollwertkost gesund geblieben ist, kann z. B. ein seelischer Schock keinen Herzinfarkt auslösen; bei einem durch Fehlernährung arteriosklerotisch veränderten Gefäß genügt jedoch eine seelische Erregung zur Auslösung des Endereignisses. Es ist also notwendig, zwischen echter Ursache, verstärkenden Faktoren und Auslösung zu unterscheiden, um gegen gefährliche Fehlinformationen geschützt zu sein.
An vermeintlichen Ursachen des Herzinfarkts werden darüber hinaus angegeben:

- hoher Blutdruck
- Zuckerkrankheit
- Fettsucht
- Vermehrung des Fettgehalts im Blut (Cholesterin)
- mangelnde Bewegung und
- das Rauchen.

Jedermann kann leicht erkennen, daß mit Ausnahme des Rauchens alle diese genannten Faktoren natürlich keine Ursachen sind, sondern bereits Zeichen vorhandener Krankheit. Denn auch der hohe Blutdruck, die Fettsucht, die Zuckerkrankheit usw. müssen selbst schon Ursachen haben.
Da man sich dieser Täuschung bewußt war, ersetzte

man neuerdings das Wort »Ursachen« durch »Risikofaktoren«. Aber auch dieser neue Begriff hat nichts daran geändert, daß die eigentlichen Ursachen weiterhin ungenannt bleiben, was eben bewirkt, daß die Zahl der Herzinfarkte weiterhin zunehmen muß.
Kreislaufstörungen sind die häufigsten funktionellen Störungen überhaupt. Sie gehen oft mit Veränderungen des Blutdruckes einher. Erhöhter bzw. niedriger Blutdruck ist also — entgegen der üblichen Meinung — nicht »Ursache« der Beschwerden, sondern bereits ein Krankheitssymptom. Deshalb ist Heilung eines krankhaften Blutdrucks nur durch Behandlung der Grundkrankheit zu erzielen. Als Ursachen für Kreislaufstörungen spielen neben Ernährungsfehlern falsche weltanschauliche Vorstellungen, mangelnde Erkenntnisse, die Fehleinschätzung des Willens und daraus resultierende Verstöße gegen Lebensgesetze, die zu Konflikten führen, eine Rolle. Hierbei ist als Behandlung Lebensberatung notwendig.

Der Irrtum der Fett-Theorie

Anstatt die wahren Ursachen des Herzinfarktes zu benennen, wurde die Fett-Theorie aufgestellt: Man behauptete, der Herzinfarkt käme durch den übermäßigen Genuß von Fetten, und zwar überwiegend von tierischen Fetten, zustande. Leider beherrscht heute diese Theorie noch weitgehend das Feld, obwohl schon längst zahlreiche einwandfreie Beobachtungen und wissenschaftliche Tatsachen vorliegen, die mit der Fett-Theorie nicht mehr im Einklang stehen und ihr sogar widersprechen.
Diese sogenannte Fett-Theorie trägt wohl die Hauptschuld daran, daß der Herzinfarkt nicht abnimmt, son-

dern häufiger auftritt. Die Menschen wiegen sich in der falschen Sicherheit, sie könnten durch Einschränkungen des Verzehrs tierischer Fette den Herzinfarkt verhüten. Dies hat zur Folge, daß sie weiter ahnungslos die raffinierten Kohlenhydrate zu sich nehmen, die für den Herzinfarkt in Wahrheit verantwortlich sind — bis zum bitteren Ende. Auf diese Weise wird die falsche Fett-Theorie indirekt zu einem der gefährlichsten Faktoren, da sie jede wirkliche Vorbeugung verhindert.

Zum Zwecke der so dringend notwendigen Aufklärung sollen daher einige Ergebnisse der wissenschaftlichen Forschung aufgezählt werden, die im Widerspruch zu der Fett-Theorie stehen:

- Die Höhe des Cholesteringehalts im Blut geht nicht mit dem Verzehr tierischer Fette parallel, wie nach der Fett-Theorie eigentlich anzunehmen wäre.
- Die Zufuhr von Fetten mit hohem Anteil von ungesättigten Fettsäuren (naturbelassene pflanzliche Öle) senkt zwar unter bestimmten Voraussetzungen den Cholesterinspiegel, gibt aber keine Garantie für die Verhütung eines Infarkts.
- Es liegen Beobachtungen vor, daß auch bei Vermeidung von tierischen Fetten hohe Cholesterinwerte im Blut vorhanden sind.
- Es gibt zahlreiche Fälle schwerster Arteriosklerose (etwa ein Drittel aller Fälle), bei denen im Blut keine Vermehrung der Fettstoffe vorhanden ist.
- Es gibt umgekehrt Fälle von hohen Cholesterinwerten, in denen fettarme Kost völlig wirkungslos bleibt.
- Schließlich wird noch einmal wiederholt, daß Cholesterin im menschlichen Körper nicht nur aus dem zugeführten Fett der Nahrungsmittel stammt, sondern daß der Körper sogar imstande ist, selbst

Cholesterin herzustellen, sobald er nicht ausreichend versorgt ist.

So wird beispielsweise von einem Somali-Stamm berichtet, einem Hirtenvolk, das fast ausschließlich von Kamelmilch lebt. Diese Milch hat einen doppelt so hohen Fettgehalt wie Kuhmilch. Die Hirten trinken von der Kamelmilch täglich 5—10 Liter. Bei eingehender Untersuchung ließ sich aber bei ihnen kein Hinweis auf Gefäßerkrankungen finden.

Untersuchungen an finnischen Waldarbeitern, die reichlich Fett zu sich nehmen, zeigten nicht mehr, sondern viel weniger krankhafte Gefäßveränderungen als normal. Diese Beobachtung verliert auch nicht an Bedeutung durch die Tatsache, daß bei körperlich arbeitenden Menschen die Infarkthäufigkeit ohnehin geringer ist als bei der übrigen Bevölkerung.

Professor Yudkin, Leiter des Ernährungswissenschaftlichen Instituts der Londoner Universität, hat an einer größeren Anzahl von Männern im Alter von 45 bis 65 Jahren festgestellt, daß der übermäßige Konsum von Fabrikzucker für die Zunahme des Herzinfarkts verantwortlich ist und nicht eine zu fettreiche Ernährung.

Kohlenhydratarm ernährte Hühner bekommen auch im hohen Alter keine Arteriosklerose, weist Dr. Lutz nach. Bei den kohlenhydratreich ernährten Hühnern dagegen liegt der Cholesteringehalt in den Hauptschlagadern wesentlich höher als bei den Kontrolltieren. Diese Forscher haben damit lediglich klinische Beobachtungen experimentell bestätigt.

Ein Mensch, der auch Vollkornprodukte und Frischkost zu sich nimmt, kann ohne Gefahr tierische Fette essen. Nur bei Berücksichtigung der Gesamtkost lassen sich die widersprechenden Beobachtungen erklären, daß bei Völkern mit gleich hohem Fettverzehr Arteriosklerose unterschiedlich häufig auftritt. Dasselbe

gilt auch für die nicht übereinstimmenden Resultate bei Fütterung von Versuchstieren, von Ratten. Bei intaktem Stoffwechsel, der durch biologisch vollwertige Nahrung garantiert ist, kommt es zu keiner krankhaften Cholesterinablagerung und auch nicht zur Thrombose (Blutgerinnung innerhalb der Gefäße), die bei der Infarktbildung eine zusätzliche Rolle spielt.
Interessant ist in diesem Zusammenhang auch, daß die Zahl der Zuckerkranken nach dem zweiten Weltkrieg in ähnlicher Weise angestiegen ist wie die Zahl der Infarktfälle. Der Zusammenhang arteriosklerotischer Gefäßschäden mit dem Zuckerstoffwechsel geht auch deutlich daraus hervor, daß 70 Prozent aller Zuckerkranken an arteriosklerotischen Komplikationen der Gefäße sterben und daß bei 90 Prozent aller Zuckerkranken, die länger als zehn Jahre krank sind, eine Arteriosklerose aller Gefäße besteht. Wenn der Zuckerstoffwechsel eines Zuckerkranken nicht richtig eingestellt ist, kommt es zur Fettvermehrung im Blut, die bei guter Einstellung, d. h. bei Einschränkung der Kohlenhydrate, verschwindet, während sie bei Einschränkung der Nahrungsfettmenge nicht zurückgeht.
Auch das seltenere Auftreten von Arteriosklerose bei farbigen Völkern, bei den Chinesen, den Japanern, Indonesiern, den afrikanischen Bantunegern, und die Häufigkeit in den USA, den nordischen Ländern und in Europa, auch vor allem in Deutschland, läßt sich mühelos mit dem vermehrten Verbrauch von Auszugsmehlen und Fabrikzucker erklären, nicht aber mit der Fett-Theorie.
Eine neue Infarkt-Theorie gewinnt in letzter Zeit rasch an Boden. Neue Forschungsergebnisse sprechen dafür, daß der Herzinfarkt nicht in erster Linie durch eine Schädigung der Gefäße entsteht, sondern durch

krankhafte Stoffwechselvorgänge, die sich an den Innenschichten der linken Herzkammer abspielen. Diese Abschnitte erfahren bei jeder Herzzusammenziehung den höchsten Druck von allen Herzabschnitten. Die Versorgung mit Nährstoffen und Sauerstoff muß jeweils in der sehr kurzen Ruhepause zwischen zwei Herzschlägen erfolgen. Liegen Stoffwechselstörungen vor, wie sie durch den Genuß von Fabrikzucker und Auszugsmehl zustande kommen, so reicht diese kurze Pause nicht zur Regeneration aus. Die dadurch in den Muskelzellen auftretende Säureanreicherung kann schließlich durch eine Art von Kettenreaktion zu einem explosionsartigen Tod zahlreicher Zellen führen. Der Mechanismus erklärt auch, weshalb sich der Herzinfarkt nur in den Innenschichten der linken Herzkammer abspielt, nie aber in der rechten.

Neue Forschungsergebnisse stehen auch im Einklang mit der Beobachtung, daß sich nur bei einem kleinen Prozentsatz frischer Infarkte Blutgerinnsel in den Gefäßen nachweisen lassen. Je älter der Infarkt ist, umso häufiger sind Blutgerinnsel. Dies weist darauf hin, daß die Blutgerinnung nicht etwa den Infarkt auslöst, sondern umgekehrt eine Folge des Infarktes ist. Deshalb ist eine Behandlung mit gerinnungshemmenden Medikamenten auch ungeeignet, einen Infarkt oder seine Wiederholung zu verhüten. Die Ursache der Übersäuerung im Herzmuskel, die zu gesteigerter Fermentaktion und schließlich zum Zelltod führen kann, ist nicht abgebauter, vergärender Zucker. So wird auch durch diese Forschungen die zentrale Rolle der raffinierten Kohlenhydrate deutlich und der Herzinfarkt als Folge einer Stoffwechselstörung bestätigt.

Cholesterin macht nicht krank

Da auch über Cholesterin in Zusammenhang mit der Fettfrage viele Falschinformationen umlaufen, seien die wichtigsten Punkte kurz richtiggestellt:
Cholesterin ist ein lebensnotwendiger Stoff, der keine Krankheit erzeugt. Die krankhafte Ablagerung von Cholesterin auf der Innenwand der Gefäße entsteht nicht durch Cholesterin in der Nahrung, sondern ist der Ausdruck einer tiefgreifenden Stoffwechselstörung, die durch jahrzehntelangen Genuß von raffinierten Kohlenhydraten verursacht ist.
Die Bedeutung des Cholesterins wird durch die Feststellung bestätigt, daß sich der Organismus nicht darauf verläßt, ob in der Nahrung genügend Cholesterin zugeführt wird oder nicht. Der Organismus ist imstande, Cholesterin selbst zu erzeugen, sobald durch die Nahrung nicht genügend Cholesterin zugeführt wird. Ein raffiniertes Steuerungssystem sorgt für das Funktionieren dieses Mechanismus.
Die Aufgabe des Cholesterins ist es, das Fett durch die Zellmembran in das Innere der Körperzelle zu schleusen. Ohne Cholesterin ist dieser lebenswichtige Vorgang nicht möglich.
In mehrfacher Hinsicht sind deshalb die Butter und Sahne oder das Milchfett ideal. Es enthält gerade diejenige Cholesterinmenge, die nötig ist, um dem Milchfett das Eindringen in die Körperzellen zu ermöglichen.
In letzter Zeit wurde durch die falsche Vorstellung, Cholesterin sei gefährlich und führe zu Herzinfarkt, Angst vor dem Genuß von Butter erzeugt. Dies hat dazu geführt, daß gerade gebildete Menschen nur noch zu fabrikatorisch hergestellten Kunstfetten (Margarine) greifen. Selbst wenn diese Vorstellung richtig wä-

re, würde das Ziel einer cholesterinfreien Ernährung durch die Vermeidung von Butter nicht erreicht, da durch den Verzehr von Fleisch und inneren Organen von Tieren, die nicht verboten werden, wesentlich mehr Cholesterin zugeführt wird als durch Milchfett. So enthält z. B. eine Schweineleber 420 mg und Kalbshirn 2300 mg Cholesterin, während die Butter im Durchschnitt 240 mg und Schlachtfette »nur« 110 mg Cholesterin enthalten.

Ob Cholesterin im Körper in krankhafter Form abgelagert wird oder nicht, ist allein davon abhängig, ob insgesamt ein gesunder Stoffwechsel besteht, und dieser ist wiederum nur gesichert durch eine vitalstoffreiche Vollwertkost im beschriebenen Sinne.

Ein weiterer Vorzug der Butter liegt in ihrer hervorragenden Verträglichkeit. Selbst Magen-Darmkranke, die fettempfindlich sind, können Butter ausgezeichnet vertragen, wenn sie nicht mitgekocht, sondern den Speisen später zugesetzt wird.

Hier noch zwei Patienten-Zuschriften:

»... Noch heute freue ich mich über den Tag, an dem ich auf Ihre Richtlinien für eine gesunde Lebensweise stieß. Durch Ihre Hilfe gelang mir die Umstellung auf eine völlig neue, gesündere Ernährungsweise. Was aber noch wichtiger ist: Sie haben mich mit Ihren nützlichen Tips und Ratschlägen von einer 10jährigen Abführmittelabhängigkeit geheilt.

Sicher ist es für Sie nichts neues, Dankbriefe erlöster Patienten zu erhalten. Trotzdem möchte ich meine Stimme diesem Chor anschließen und Ihnen von Herzen dafür danken, daß Sie die Ernährungsbemühungen für einen gesunden Stoffwechsel erkannt und der Allgemeinheit zugänglich gemacht haben ...« S. L.

»... Vor einem Jahr habe ich Ihr Krankenhaus verlassen und möchte Ihnen nun über den Heilerfolg Bericht erstatten.
Über meinen augenblicklichen Zustand läßt sich nur sagen, daß es mir ganz ausgezeichnet geht. Ich habe keinerlei Schmerzen, alle Schwierigkeiten mit der Darmentleerung sind vergessen. Seit dem Aufenthalt in Ihrer Klinik habe ich keine Abführmittel mehr genommen.
Gesundheitliche Schwierigkeiten entstanden nur dann, wenn ich von der von Ihnen empfohlenen Kostzusammenstellung abwich. Dies geschah gelegentlich bei der Mittagspause in der Kantine, aber auch in den Ferien.
An meinem Ferienort war der Kauf von Getreidekörnern nicht möglich. Im Reformhaus sagte man mir, daß die Einheimischen so was niemals kauften und nur ganz selten ein Gast danach verlangen würde. Die Besorgung lohne sich daher nicht.
Als dann mein vorsorglich mitgebrachter Vorrat zu Ende war und ich in Nöte geriet, versuchte ich es mit Leinsamen-Schrot aus der Apotheke. Er hat sich hervorragend bewährt, und ich genieße ihn abwechselnd mit dem Frischkornbrei.
Ich hoffe und wünsche, daß Sie weiterhin den vielen leidenden Menschen, die um Ihre Hilfe nachsuchen, helfen können. Ich wünsche Ihnen in tiefer Dankbarkeit Gesundheit und Wohlergehen sowie alles erdenklich Gute für Ihre wichtige Arbeit ...«

G. H.

Kampf den Kreislaufstörungen

Hinter dem Wort »Kreislaufstörungen« verbergen sich die verschiedenartigsten Krankheiten. Es ist zu einem typischen Schlagwort unserer Zeit geworden, das — wie alle Sammelbegriffe — die Möglichkeit eröffnet, sich am wirklich Wesentlichen vorbeizudrücken. In der Sprechstunde kann man als Arzt erleben, daß ein Kranker nach dem anderen angibt, an Kreislaufstörungen zu leiden. Läßt man sich die Klagen aber im einzelnen aufzählen, so ergibt sich eine ganze Skala verschiedenartigster Beschwerden. Es wird über kalte Füße, Herzklopfen, feuchte Hände, abgestorbene Finger, Kopfschmerzen, Flimmern vor den Augen, Druck in der Herzgegend, Schlappheit, leichte Ermüdbarkeit, Druck am Hals, Angstzustände, Beklemmungsgefühle, Schwindel und anderes mehr geklagt. Fragt man den Kranken, weshalb er seine Beschwerden als Kreislaufstörungen bezeichnet, so wird meist der Blutdruck als Begründung angeführt, der zu niedrig oder zu hoch sei. Die Kranken haben gehört, »die Ursache« aller Beschwerden sei der Blutdruck. Und »Blutdruck« ist für viele dasselbe wie »Kreislauf«.

Der Blutdruck ist nicht an allem schuld

Zu niedriger oder zu hoher Blutdruck ist natürlich niemals die Ursache der Beschwerden, sondern ein Krankheitssymptom wie andere Beschwerden auch. Die Ursachen der krankhaften Veränderung — dies gilt selbstverständlich auch für Kreislaufstörungen — liegen stets in körperlichen oder seelischen Belastungen, in Ernährungsfehlern, sie werden von Genußmitteln hervorgerufen, durch schädliche Einflüsse giftiger Stoffe, die durch Nahrungsmittel, durch das Wasser, durch die Luft oder als Medikament dem Körper zugeführt werden.

Obwohl es eigentlich selbstverständlich ist, daß hoher oder niedriger Blutdruck keine Krankheitsursache sein kann, sondern nur ein Hinweis auf eine bereits vorhandene Störung, so zeigt die Erfahrung der Sprechstunde, daß es außerordentlich schwierig ist, den Kranken von dieser Vorstellung zu befreien. Er bleibt beharrlich bei seiner Auffassung: »Bei mir kommt alles vom Blutdruck.« Die Aufklärung über diesen Irrtum ist deshalb so entscheidend wichtig, weil der Kranke sonst kein Ohr für die wahren Ursachen hat. Und dies hat weiterhin zur Folge, daß er annimmt, es könne ihm zum Beispiel beim hohen Blutdruck mit einem blutdrucksenkenden Mittel geholfen werden. Dies ist aber genauso falsch und auf die Dauer erfolglos wie die Einnahme eines Abführmittels bei Stuhlverstopfung. In beiden Fällen wird nur das Symptom für kurze Zeit unterdrückt; die Krankheit aber bleibt unbeeinflußt, da ja die Ursachen unberücksichtigt bleiben und weiterhin ihre krankmachende Wirkung ausüben.

Welcher Blutdruck ist noch normal?

Genau wie der Puls nicht immer gleich hoch sein darf, sondern sich den jeweiligen Anforderungen anpassen muß, genauso muß auch der Blutdruck steigen und fallen, je nachdem, welche Anforderungen an das Herz

und den Blutumlauf gestellt werden. Im Bette liegend muß ein gesunder Mensch selbstverständlich einen anderen Blutdruck haben als nach dem Treppensteigen oder einem Dauerlauf. Der Blutdruck ändert sich auch, je nachdem, ob der Mensch entspannt ist oder nicht. Auch die Gemütslage spielt eine Rolle. Bei dem einen kann eine seelische Anspannung zu einer erheblichen Blutdrucksteigerung führen, während sie sich bei einem anderen als Verkrampfung an einem anderen Organ äußert. Da allein schon die Erwartung beim Arzt den Blutdruck steigern kann, genügt eine einmalige Blutdruckmessung nicht zur Beurteilung des Zustandes eines Patienten.
Der Blutdruck wird vom vegetativen Nervensystem gesteuert, das bei verschiedenen Menschentypen verschieden funktioniert: Beim Sympathicotoniker überwiegt normalerweise der Sympathicus, beim Vagotoniker ist der Vagus, der Gegenspieler des Sympathicus, tonangebend. Beim gesunden Sympathicotoniker werden die Blutdruckwerte immer etwas höher liegen als beim Vagotoniker. Dies ist für die Beurteilung sehr wichtig. Sonst passiert es, daß dem Vagotoniker zum Beispiel ein zu niedriger Blutdruck angelastet wird. Da für diese Menschen der niedrige Druck normal ist und der Kreislauf und das Herz auf diese Verhältnisse eingestellt sind, bedeutet jeder Versuch, den Blutdruck durch Medikamente künstlich hochzudrücken, einen nachteiligen Eingriff in die Kreislaufregulierung.

Nicht am Blutdruck herumbasteln!

Jeder Versuch, den Blutdruck durch arzneiliche Eingriffe zu verändern, führt letzten Endes zu Nachteilen

und ist zudem auf Dauer erfolglos. An einem bekannten gefäßaktiven Stoff, dem Bohnenkaffe oder dem schwarzen Tee, läßt sich das erläutern. Es gibt glücklicherweise keine Methode, um mit einem gefäßaktiven Medikament gleichzeitig alle Gefäße zu erweitern beziehungsweise zu verengen. So sorgt z. B. der Bohnenkaffee wie jeder aktive Stoff nur für die Erweiterung eines bestimmten Gefäßgebiets.
Dabei wird *ein* Gefäßgebiet nur so weit verengt, wie ein anderes gleichzeitig erweitert wird. Auf diese Weise bleibt das Fassungsvermögen aller Blutgefäße insgesamt unverändert. Wäre dies nicht so eingerichtet und bestände die Möglichkeit, alle Gefäße gleichzeitig zu erweitern, so stände nicht genügend Blut zur Verfügung. Das Herz und die Gefäße würden leerschlagen — sofortiger Tod wäre die Folge. Auch der umgekehrte Fall ist nicht denkbar: es ist unmöglich, alle Gefäße gleichzeitig zu verengen.
Daraus ist zu schließen, daß der Versuch, den niedrigen Blutdruck durch gefäßverengende Mittel steigern zu wollen, lediglich einen Eingriff in die Regulationsmechanismen bedeutet, verbunden mit einer Neuverteilung der Gefäßspannungen.
Aber noch aus einem anderen Grund kann ein solcher Eingriff keine dauernde Änderung des Blutdruckes bewirken. Jeder Eingriff in das Kreislaufsystem verursacht einen Reiz, und jeder Reiz löst Reaktionen aus. Auf einen gefäßerweiternden Reiz leitet der Organismus entgegenwirkende, also gefäßverengende Maßnahmen ein. So wird das Gefäßgebiet, das durch Bohnenkaffee vorübergehend künstlich erweitert wurde, als Reaktion nach einer gewissen Zeit um so mehr verengt.
Sieht man all das im Zusammenhang, so erscheint sowohl der niedrige wie der erhöhte Blutdruck in ande-

rem Licht. Beide sind nur Symptome und Teilerscheinungen im Rahmen eines krankhaften Geschehens. Ganz besonders gilt dies für den angeblich zu niedrigen Blutdruck, der oft, besonders bei Vagotonikern, nichts anderes bedeutet als eine sinnvolle Schutzreaktion gegen Überlastung. Denn je höher der Blutdruck, um so mehr Herzarbeit ist notwendig, um das Blut durch die verengte Strombahn zu pressen. So bedeutet ein niedriger Blutdruck eine gewisse Herzschonung. Natürlich kann bei einer plötzlichen Leistungsschwäche des Herzens und beim Versagen der Kreislaufregulationsmechanismen der Blutdruck vorübergehend auf zu niedrige Werte absinken. Dabei handelt es sich jedoch nur um ein kurzfristiges Versagen im vegetativen Nervensystem. Auch in diesem Fall hat es keinen Zweck, den Blutdruck zu behandeln, vielmehr sind Maßnahmen gegen die versagende Regulation notwendig.

Daß eine Leistungsschwäche des Herzens nicht notgedrungen zu niedrigem Blutdruck führt, ist an den zahlreichen Kranken mit jahrelang bestehendem hohen Blutdruck zu erkennen, der doch eine vermehrte Herzbelastung bedeutet. Damit soll nur gesagt sein, daß es nicht erlaubt ist, jeden niedrigen Blutdruck als zu niedrig und als Zeichen einer Herzschwäche anzusehen, wie es leider häufig geschieht. Aber selbst dann, wenn der niedrige Blutdruck das Zeichen einer Herzschwäche wäre, ist es verkehrt, den Blutdruck durch Bohnenkaffee oder gefäßaktive Medikamente erhöhen zu wollen, da das Herz dadurch noch mehr belastet würde. Man kann die Probleme des niedrigen Blutdrucks betrachten, von welcher Seite man auch will: das Bestreben, isoliert den Blutdruck ändern zu wollen, ist immer falsch. Nur die Behandlung der tatsächlichen Krankheitsursachen ist sinnvoll, falls es sich bei niedrigem Blutdruck überhaupt um das Zeichen eines krankhaften Geschehens handelt.

Keine Angst vor niedrigem Blutdruck

Man hört immer wieder, normalerweise müsse der Blutdruck in fortschreitendem Alter ansteigen. Auch dies ist ein grundlegender Irrtum. Er kommt zustande, weil als Zeichen der Zivilisationsschäden tatsächlich bei vielen Menschen mit zunehmendem Alter der Blutdruck steigt. Aber dieser Vorgang ist nicht »normal«, sondern höchstens als üblich zu bezeichnen. Schließlich ist es auch nicht normal, wenn ein Mensch von Mitte Siebzig keine Zähne mehr hat, aber leider ist es üblich. Es käme wohl niemand auf die Idee, einem Siebzigjährigen alle noch vorhandenen Zähne zu ziehen, nur weil eine Prothese in diesem Alter üblich ist.
Bei jeder Blutdruckmessung werden zwei Werte registriert, ein oberer (systolischer) und ein unterer (diastolischer). Wichtiger als die absolute Höhe des Druckes ist ihr Verhältnis zueinander. Der obere Wert gibt den Druck an, der im Gefäß in dem Augenblick herrscht, in dem das Herz sich zusammenzieht. Der untere Wert zeigt den Druck im Augenblick der Herzerschlaffung. Als grobe Regel kann gelten, daß bei erhöhtem Druck der diastolische Wert ungefähr die Hälfte des systolischen ausmachen soll. Dies ist ein Zeichen dafür, daß die Herzkraft ausreicht, um die erhöhte Gefäßspannung überwinden zu können, und daß die Kreislaufverhältnisse einigermaßen im Gleichgewicht sind.
Je geringer die Amplitude ist — der Unterschied zwischen dem oberen und dem unteren Druck —, um so ungünstiger liegen die Kreislaufverhältnisse. Ein er-

höhter Blutdruck kann über längere Zeit ohne wesentliche Krankheitserscheinungen bestehen. Erst wenn die Regulation aus dem Gleichgewicht geraten ist, gibt es Probleme; man nennt diesen Zustand dekompensiert. Er ist unter anderem an den Druckverhältnissen zu erkennen.
Die Ursache erhöhten Blutdrucks kann in der üblichen zivilisatorischen Kost liegen. Eine weitaus häufigere Ursache ist auf die Überziehung des Leistungskontos zu buchen. Die erhöhte Gefäßspannung zeigt an, daß sich der Mensch über längere Zeit mehr Leistung abgefordert hat, als es seinen Fähigkeiten und seiner Anlage entspricht.
Zur erfolgreichen Behandlung von Kreislaufstörungen sind neben dem Abstellen belastender Lebensumstände und der erwähnten Ernährungsumstellung Kneippsche Maßnahmen besonders erfolgreich. Zur Anwendung kommen vor allem Wechselunterschenkelbäder, Kneippsche Güsse und die Sauna.

Saunieren tut allen gut

Die Sauna ist ein hervorragendes Mittel zum Kreislauf-Training. Aber gerade bei Erkrankungen der Gefäße, bei Störungen der Durchblutung und bei Herzkrankheiten wird sie leider zu wenig genutzt. Alle diese Kranken, besonders aber die Herzkranken, haben vor der Sauna große Angst, obwohl sie völlig unberechtigt ist!
Die Sauna bewirkt eine Erweiterung der Gefäße der Körperoberfläche, der Haut und der Gliedmaßen. Dadurch erfahren die zentralen Gefäße, vor allem das Herz, eine spürbare Entlastung. Am deutlichsten ist dies an der Wirkung auf den Blutdruck abzulesen.

Krankhaft erhöhter Druck sinkt nach der Sauna meist ab, falls die Gefäße überhaupt noch erweiterungsfähig sind. Jahrelange systematische Messungen in unserem Krankenhaus haben dies einwandfrei bestätigt. Die kreislaufregulierende Wirkung der Sauna zeigt sich auch daran, daß niedriger Blutdruck ansteigt und erhöhter absinkt. Die Vorstellung, daß die Sauna eine Belastung des Kreislaufs und Herzens darstellt, ist also in jeder Hinsicht falsch. Deshalb ist für Kranke mit hohem Blutdruck — dekompensierte Stadien immer ausgenommen — die Sauna ganz besonders empfehlenswert.

Man kann die grobe Faustregel aufstellen, daß jedermann in jedem Alter und bei jeder Krankheit die Sauna anwenden kann, falls er ohne Beschwerden zu einem Spaziergang von einer halben Stunde fähig ist. Wer zu dieser Leistung fähig ist, hat auch so viel Anpassungsfähigkeit des Herzens und des Kreislaufs, daß er ohne geringste Gefahr eine Sauna aufsuchen kann.

Bekanntlich vertragen die meisten Kreislaufkranken keine heißen Bäder. Der kurze Kaltreiz Kneippscher Anwendungen ist in solchen Fällen besonders vorteilhaft. Die Anwendung der Sauna scheint diesen Tatsachen zu widersprechen. Die Sauna ist aber in ihrer Wirkung keineswegs mit einem heißen Bad vergleichbar. Bereits ein Bad von 38 Grad kann für einen Kreislaufgestörten eine Wärmestauung bedeuten, die auszugleichen er nicht imstande ist. Demgegenüber kommt es bei der Sauna mit über 80 Grad Lufttemperatur nicht zur Wärmestauung. So können auch Kranke, die Hitze eigentlich nicht aushalten, die sich schon bei schwülem Wetter unwohl fühlen, die Sauna leicht vertragen. Das hängt unter anderem damit zusammen, daß die Luft in der Sauna extrem trocken und genau das Gegenteil einer schwülen, mit Wasserdampf gesättigten Luft ist. Durch den Schwitzvorgang in der Sauna ist der Organismus imstande, über die entstehende Verdunstungskälte Wärme abzugeben. Das ist in einem Warmbad nicht der Fall.

Das einzige Hindernis, das der Anwendung der Sauna im Wege steht, ist die Angst, die aufgrund von mangelhaftem oder falschem Wissen entstanden ist. Es bedeutet für einen Kranken mit erhöhtem Blutdruck, der jahrelang unter der Angst eines Schlaganfalles oder eines Herzinfarkts leidet, einen außerordentlichen seelischen Auftrieb, wenn er erlebt, daß er die Sauna hervorragend verträgt, es ihm zusehends besser geht und daß alle Befürchtungen unberechtigt sind. Voraussetzung ist natürlich immer, daß er die infarktverhütende Heilkost und die übrigen Regeln gesunder Lebensführung einhält, wozu vor allem die Vermeidung von Bohnenkaffee und schwarzem Tee gehört.

Auf sein Herz kann sich jeder verlassen

Die Bedeutung des Herzens wird allgemein überschätzt

Die meisten Kranken überschätzen die Bedeutung ihres Herzens. Fast jede Krankheit hat eine Herabsetzung der Leistungsfähigkeit zur Folge. Der Kranke fühlt sich nicht so wohl und kräftig wie in gesunden Tagen, schon wird häufig das Herz für diese Erscheinungen verantwortlich gemacht. Dabei reicht die Grundkrankheit allein bereits als Erklärung für die Schwäche aus. So trifft man viele Kranke, die einen großen Teil ihrer Beschwerden auf das Herz zurückführen. Fühlen sie sich müde, kommt das vom Herzen. Leiden sie unter Schwindelanfällen, ist es ihnen übel, schon kommt das auch »vom Herzen«. Das Herz ist für sie das Zentrum, das Bedeutendste. In ihren Augen ist jeder Kranke herzkrank, und wer schwach ist, hat auch ein schwaches Herz. Wenn das Herz noch nicht schwach ist, dann wird es durch die Krankheit schwach. Dieser falschen Auffassung begegnet man allenthalben. Sie äußert sich auch in dem Wunsch, bei jeder Krankheit auch »etwas für das Herz« verordnet zu bekommen. Dies geschieht selbst bei Kranken, denen vorher ausdrücklich erklärt wurde, daß ihre Beschwerden nicht vom Herzen herrühren, sondern auf anderen Störungen beruhen.
Die Tatsache, daß das Herz sich derart ins Zentrum der Krankheitsvorstellungen vieler Menschen setzen

konnte, erklärt sich zum Teil auch damit, daß die meisten Funktionsstörungen mit unangenehmen Empfindungen in der Herzgegend einhergehen. Für den Kranken sind Beschwerden in der Herzgegend gleichbedeutend mit Herzkrankheit. Aber dies ist genauso wenig der Fall, wie Kopfschmerzen ein Hinweis auf eine Gehirnerkrankung sind.

Das Herz selbst tut nicht weh

Herzkrankheiten machen keine Schmerzen in der Herzgegend. Selbst ein Kranker mit dem schlimmsten Herzklappenfehler hat nie Schmerzen am Herzen. Das Herz hat keine Schmerzempfindungsnerven. Dies hat der Schöpfer weise eingerichtet. Da das Herz das Organ ist, das schon vor der Geburt schlägt und bis zur letzten Minute des Lebens unermüdlich arbeitet, würde es eine unvorstellbare Qual bedeuten, wenn jeder Herzschlag im Krankheitsfall mit Schmerzen verbunden wäre. Ein Kranker mit einer Herzmuskelentzündung müßte dann ja etwa hundertmal in der Minute den Schmerz des sich zusammenziehenden Herzens empfinden. Niemand aber hat und wird so etwas je erleben. Im Gegenteil, die Diagnose einer Herzklappen- und einer Herzmuskelentzündung ist sehr schwer zu stellen, da diese keinerlei subjektive Beschwerden im Herzbereich hervorbringt. Die Diagnose der frischen Herzklappenentzündung ist so schwierig, daß sie manchmal erst bei der Leichenöffnung entdeckt wird. Für alle Krankheiten des Herzens, bei denen im Röntgenverfahren, mit dem Elektrokardiogramm oder sonst einer Methode Formveränderungen feststellbar sind, gilt dasselbe: sie äußern sich nie in Schmerzen.

Beschwerden in der Herzgegend sind ein Hinweis auf vegetative Störungen

Beschwerden in der Herzgegend sind außerordentlich häufig. Es gibt kaum eine funktionelle Störung, bei der nicht vom Kranken in der Herzgegend unangenehme Empfindungen verspürt werden können. Er ist deshalb aber nicht herzkrank im engeren Sinne. Die Schmerzen in der Herzgegend sind lediglich ein vieldeutiges, unspezifisches Allgemeinsymptom einer anderen Störung, wie es auch der Kopfschmerz ist.

Störungen des vom Willen unabhängigen vegetativen Nervensystems gehen immer mit für den Betroffenen unangenehmen Beschwerden einher. Man kann sagen, daß Kranke mit Störungen des vegetativen Nervensystems — was mit funktionellen Störungen gleichbedeutend ist — unter ihren Beschwerden jeweils stärker leiden als bei anderen Erkrankungen. Dazu kommt, daß die Beschwerden, die Funktionsstörungen begleiten, sehr viel schwieriger zu lindern sind als etwa Zahnschmerzen, die durch eine Tablette betäubt werden können. Kaum ein Vorgang im Organismus kann sich ohne indirekte Rückwirkung auf die Gefäß- und Herztätigkeit abspielen. So ist es verständlich, daß es kaum eine Krankheit gibt, bei der nicht über das verbindende System des Vegetativums subjektive Empfindungen im Gefäß- und Herzbereich entstehen können. Bevorzugte Stellen, an denen unangenehme Empfindungen aller Art auftreten, sind das Kopfgebiet, der Hals, die Herzgegend, die Magengrube und das kleine Becken (Unterleib), Gebiete, die durch Anhäufungen vegetativer Zentren gekennzeichnet sind.

Im Kopf liegt die Zentralstelle des Nervensystems. Von hier gehen alle Nervenbahnen aus, hier münden alle ein. So überrascht es nicht, daß Kopfschmerzen die

häufigsten Schmerzen überhaupt sind. Die nächsthäufigen sind die sogenannten »Herz«-Schmerzen; auch das Herz ist mit allen Teilen des Körpers verbunden. Sind zum Beispiel die Beine zu einem Dauerlauf aufgerufen, wird dies über die vegetativen Zentren, die die Herztätigkeit regulieren, dem Herzen gemeldet. Da alle Körperteile über das vegetative System so miteinander verknüpft sind, daß ein sinnvolles Zusammenarbeiten aller Einzelteile zu einem übergeordneten Ganzen zustande kommt, kann im Organismus nichts vor sich gehen, was nicht Rückwirkungen auf jedes Einzelteil und wiederum auch auf das Ganze hat. Beim Gesunden werden diese Vorgänge nicht empfunden. Dieses wunderbare Zusammenspiel geht unmerklich vor sich. Nur Störungen werden bemerkt, doch nicht in allen Körpergebieten in gleichem Maße. Die Herzgegend ist wie der Kopf ein solches ausgewähltes Gebiet.
So wird verständlich, daß sich das Herz als »Herz« auch in Empfindungen zu allen gestörten Vorgängen äußert. Dies gilt in besonderem Maße für alle seelischen Regungen. So wurde das Herz schon immer als Symbol für Empfindungen gedeutet.

Störungen an der Wirbelsäule täuschen Herzkrankheiten vor

Veränderungen im Bereich der Wirbelsäule können Beschwerden in der Herzgegend hervorrufen. Wenn diejenigen Nerven, die in die Herzgegend ziehen, bei ihrem Austritt aus der Wirbelsäule durch krankhafte Veränderungen gereizt werden, empfindet der Kranke Beschwerden in der Herzgegend. So können manchmal sogenannte Herzschmerzen, die schon jahrelang bestanden und auf keine Behandlung angesprochen haben, durch eine chiropraktische Behandlung rasch zum Verschwinden gebracht werden. Die Zahl der sogenannten Herzkranken, deren eigentliche Erkrankung im Bewegungsapparat liegt, ist beträchtlich.

Das Herz ist ein unkompliziertes Organ

Die Tätigkeit des Herzens ist im Vergleich zu der anderer Organe primitiv und eintönig. Es tut das ganze Leben nichts anderes, als sich unentwegt zusammenzuziehen und zu erschlaffen. Unermüdlich wiederholt es denselben Vorgang, wieder und wieder. Im Vergleich zu der vielfältigen Tätigkeit der Leberzelle, die eine große Zahl verschiedenartiger chemischer Prozesse gleichzeitig durchführen kann, erscheint die Arbeit der einzelnen Herzzelle sehr primitiv. Dafür ist diese einzige Tätigkeit so fest in ihr verankert, daß sie durch nichts davon abzubringen ist, sich immer noch einmal zusammenzuziehen.

Dieser Umstand erklärt, daß auch ein durch schwerste Herzklappenfehler vergrößertes und verändertes Herz, das fast den ganzen Brustkorb einnimmt, ein sogenanntes Rinderherz, trotzdem unentwegt seinen Dienst der Zusammenziehung und Erschlaffung leistet. Das erkrankte Herz setzt seine Tätigkeit des Schlagens unbeirrt fort. Deshalb ist es bei solchen Herzen auch nicht möglich, seinen Stillstand vorauszusagen.

Die Angst vor dem Versagen des formveränderten Herzens ist also wenig begründet. Andererseits ist die Sorge berechtigt, daß ein gesundes Herz plötzlich versagt, sobald sich durch fehlerhafte Ernährung Gefäßveränderungen vorbereiten und dem Herzen durch plötzliche Drosselung der Blutzufuhr die Arbeit erschwert oder unmöglich gemacht wird. Streng genommen handelt es sich dabei aber nicht um eine Herzerkrankung, sondern um eine Gefäß- bzw. Stoffwechselerkrankung, wie wir im Kapitel über den Herzinfarkt gesehen haben.

Vorsicht mit Herzarzneien bei Nichtherzkranken

Ob ein Kranker auch wirklich herzkrank ist oder nicht, hat große praktische Bedeutung. Denn es ist keineswegs gleichgültig, ob eine Herzarznei auf ein gesundes oder ein krankes Herz einwirkt.
Wenn ein Mensch, der nicht kurzsichtig ist, die Brille eines Kurzsichtigen aufsetzt, so ist dies für sein Auge sicher nicht von Vorteil. Aber einen solchen Unsinn macht niemand, da er sofort merkt, daß er dann schlechter sieht.
Beim Herzen ist dies nicht so einfach festzustellen. Gibt man zum Beispiel einem gesunden Herzen eine Arznei aus dem Fingerhut (Digitalis), so verändert sich die Herztätigkeit in ganz bestimmter Weise, jedoch nicht zum Vorteil. Schlägt zum Beispiel ein Herz infolge einer Krankheit zu rasch oder ist der Rhythmus unregelmäßig, so ist Digitalis sehr hilfreich, da es die Frequenz herabsetzt und die Schlagfolge etwas regelmäßiger macht. Dieses kranke Herz arbeitet unter Digitalis ökonomischer.
Liegt aber keine derartige Herzerkrankung vor, so ist Digitalis nicht angezeigt. Die Arznei bringt dann mehr Nachteile als Vorteile. Der Schaden wird dadurch noch verstärkt, daß alle digitalisartig wirkenden Herzarzneien kumulieren, das heißt: die Arznei häuft sich im Körper an, und sie wird nur langsam ausgeschie-

den. Auf diese Weise ist eine anfangs richtige Dosierung später zu hoch. Diese wenigen Angaben über die Digitaliswirkung sollen nur als Beispiel dienen, um deutlich zu machen, wie außerordentlich wichtig es ist, ob die sogenannten Herzbeschwerden eines Kranken auf einer echten Erkrankung des Herzens beruhen oder ob es sich um Gefäßerkrankungen, Kreislaufstörungen, vegetative Regulationsstörungen oder Mißempfindungen im Brustkorb als Begleitsymptom von Erkrankungen anderer Organe handelt.
Was von Digitalis gesagt ist, gilt im Prinzip für jede Herzbehandlung. Sie kann nur sinnvoll sein, wenn tatsächlich eine Herzerkrankung vorliegt.

Der Herzkranke soll die Flüssigkeitszufuhr nicht beschränken

Häufigstes Anzeichen dafür, daß das Herz den gestellten Anforderungen nicht mehr gewachsen ist, sind Atemnot und wassersüchtige Anschwellungen. Ist die linke Herzseite betroffen, kommt es zu Stauungen im Lungenkreislauf mit entsprechenden Beschwerden. Die Stauung vor dem rechten Herzen kann zu einer Schwellung der Leber und zur Flüssigkeitsablagerung in Bauchhöhle und Beinen führen. Die Schwellungen der Beine können aber auch ein Zeichen von Stoffwechsel- und Wasserhaushaltsstörungen, Nierenerkrankungen und örtlichen Kreislaufbehinderungen sein.
Häufig gibt man Herzkranken mit ungenügender Flüssigkeitsausscheidung den Rat, wenig zu trinken. In dieser Form ist der Ratschlag falsch. Er geht von der Vorstellung aus, daß das Herz bei der Förderung von weniger Flüssigkeit geschont wird. Tatsächlich aber

ist die Entstehung wassersüchtiger Anschwellungen viel komplizierter. Der Herzkranke soll sich wie jeder Gesunde nach seinem Durst richten. Hat er Durst, so bedeutet dies, daß der Organismus zu seiner Funktionserhaltung Wasser benötigt. Wird es ihm vorenthalten, kann er diejenigen Funktionen, zu deren Ablauf er die Flüssigkeit benötigt, nicht richtig erfüllen. So braucht der Körper z. B. zur Ausscheidung von 10 Gramm Kochsalz unbedingt 1 Liter Wasser, weil Kochsalz im Körper nur als 1prozentige Lösung verwendet werden kann. Erhöht sich die Konzentration dieses Salzes in Blut und Gewebe durch vermehrte Zufuhr von Kochsalz in der Nahrung, so scheidet der Organismus das Kochsalz aus oder verdünnt es mit Wasser zu einer 1prozentigen Lösung. Das in jedem Fall benötigte Lösungsmittel Wasser verlangt der Körper durch Auslösen des Durstgefühls.
Wird der Durst nicht durch Zufuhr von Wasser gestillt, bleibt das Salz im Gewebe liegen und bindet soviel Wasser, daß eine 1prozentige Lösung entsteht. So erklärt es sich, daß Herzkranke mit wassersüchtigen Anschwellungen stärksten Durst haben und nicht imstande sind, diese Flüssigkeit auszuscheiden, da ihnen das nötige Lösungsmittel fehlt. Der Herzkranke muß also unbedingt trinken, wenn er Durst hat. Allerdings darf er den Durst nur mit echten Getränken stillen, d. h. mit klarem Wasser oder dünnem Tee, nicht aber mit flüssigen Nahrungsmitteln wie Milch oder Säften. Die in den flüssigen Nahrungsmitteln enthaltene Flüssigkeit ist durch Nährstoffe und Salze bereits gebunden, dem Körper wird keine freie Flüssigkeit zugeführt.
Jeder Herzkranke mit Flüssigkeitsproblemen und jeder Kranke, der zur Zurückhaltung von Flüssigkeit neigt, sollte sich so ernähren, daß kein Durst entsteht. Dies geschieht durch salzarme Kost, die Vermeidung

von Fabrikzucker und Auszugsmehl und die Beachtung der bereits bekannten Regeln einer gesunden Vollwertkost: Vollkornbrot, Frischkornbrei, möglichst viel Frischkost und naturbelassene Fette.

Herzkrankheiten machen keine Beschwerden

Beim Herzklappenfehler handelt es sich um eine Formveränderung, um einen Zustand also, der sich durch Behandlung nicht ändern läßt. Solange das Herz fähig ist, die jeweils von ihm geforderte Leistung zu erfüllen — man bezeichnet das als Kompensation —, bestehen keine Beschwerden. Kommt es zur Dekompensation, treten Störungen im Blutumlauf auf, die ebenfalls meist nicht zu Beschwerden in der Herzgegend führen, sondern zu Atemnot, Beinschwellungen und anderen Leiden.
Beachtet der Herzkranke seine ihm im allgemeinen aus eigener Erfahrung bekannte Leistungsgrenze, geht es ihm gut. Eine wichtige Aufgabe der Behandlung ist es, dem Kranken diese Grenze immer wieder deutlich zu machen und ihn dazu anzuhalten, sie nicht zu überschreiten. Da der Herzkranke jedoch meist wenig Beschwerden hat, will er oft nicht glauben, daß er krank ist.
Im Gegensatz dazu äußern sich funktionelle Störungen im Bereich des Herzens und der Gefäße im Brustraum mit starken Beschwerden. Meist sind sie Ausdruck anderer Erkrankungen, besonders von Störungen im vegetativen Nervensystem. Bei allen sogenannten Herzbeschwerden muß daher mit gebotener Gründlichkeit und unter Anwendung diagnostischer Möglichkeiten zuerst nach der Grundkrankheit geforscht werden, welche die Beschwerden hervorruft.

So bleiben Magen, Darm, Leber, Galle und Bauchspeicheldrüse leistungsfähig

Magen und Darm stellen eine funktionelle Einheit dar. Arbeitet der Magen nicht richtig, ist auch die Tätigkeit des Darmes gestört. So erklärt es sich, daß Erkrankungen der Verdauungsorgane gemeinsame Ursachen haben und dementsprechend eine ähnliche Behandlung erfordern.

Am häufigsten sind Magenbeschwerden ein Hinweis auf eine sogenannte Magenschleimhautentzündung, die Gastritis und ein Magen- oder Zwölffingerdarmgeschwür. Dabei ist der Begriff »Magenschleimhautentzündung« irreführend; denn in Wirklichkeit handelt es sich nicht um eine Entzündung — Arzneimittel gegen Entzündung wie Penicillin sind wirkungslos —, sondern um funktionelle Störungen, d. h. Störungen des Bewegungsablaufes (Motorik), der Absonderung (Sekretorik) und der Empfindung (Sensorik). Das Magen- und Zwölffingerdarmgeschwür ist lediglich eine Sonderform dieser Störungen, wobei es an einem kleinen Bezirk zur Zerstörung der Schleimhaut oder tieferer Magenschichten kommt.

Ernährungsfehler verursachen Beschwerden

Jedermann hält es für selbstverständlich, daß Magenbeschwerden durch Fehler in der Ernährung entste-

hen. Weil Magenbeschwerden meistens nach einer Mahlzeit auftreten, nimmt der Kranke an, daß er etwas gegessen habe, was ihm nicht bekam. Die Verhältnisse liegen aber komplizierter. Besteht z. B. bereits ein Magengeschwür, so treten nach einer Mahlzeit Beschwerden auf, auch wenn die Nahrung richtig ist. Man muß unterscheiden zwischen den ursprünglichen Ursachen des Magengeschwürs und den Gründen für die Beschwerden nach dem Essen.
Die Ernährung, die nötig ist, um ein Geschwür zur Ausheilung zu bringen, kann also nicht an ihrer augenblicklichen Bekömmlichkeit gemessen werden.
Wenn der Magen auf jeden Ernährungsfehler mit Beschwerden reagieren würde, gäbe es keine ernährungsbedingten Zivilisationskrankheiten. Man kann sich aber jahrzehntelang falsch ernähren, ohne Magenbeschwerden zu spüren. Die Ursachen für Magen- und Zwölffingerdarmgeschwüre liegen demnach einmal in Ernährungsfehlern, zum anderen in belastenden Lebenssituationen. Magenerkrankungen sind also sowohl ernährungs- wie lebensbedingt.
Auf dem Ernährungssektor liegen die Ursachen auch hier hauptsächlich im dauernden Verzehr industriell veränderter Nahrungsmittel, in erster Linie von raffinierten Kohlenhydraten, den sogenannten Auszugsmehlen und allen Arten von Fabrikzucker. Jeder in der Fabrik hergestellte Zucker ist ein isoliertes Konzentrat, das zwar die Magensäure lockt, sie aber nicht zu binden vermag. Die nicht gebundene Säure frißt unter bestimmten Bedingungen ein Loch in die Wand des Magens bzw. Zwölffingerdarmes. So entsteht das Geschwür.
Ähnliche Verhältnisse entstehen bei dem Verzehr von Auszugsmehlen. Da sie fast aus reiner Stärke bestehen, sind sie ebenfalls nicht imstande, die Magensäure

zu binden. Demgegenüber enthalten die Vollkornprodukte noch den hochwichtigen Eiweißanteil des Getreidekorns, der die Magensäure zu binden vermag. Allein schon aus diesem Grunde ist der Verzehr von Graubrot und Weißbrot bei allen Erkrankungen des Magens und Darmes ein schwerer Kunstfehler. Die raffinierten Kohlenhydrate sind aber nicht nur an der Entstehung der Erkrankungen der Verdauungsorgane maßgeblich beteiligt, sondern sind auch verantwortlich dafür, daß diese Krankheiten chronisch werden oder sich nicht bessern.

Auf dem Lebensgebiet liegen die Ursachen in den vielfältigen Umständen und Konflikten, die uns das tägliche Leben aufzwingt, in den Verstößen gegen Lebensgesetze, in der Fehleinschätzung des Willens, in mangelnden Erkenntnissen und zum Teil aus der Kindheit übernommenen falschen Vorstellungen. Jedermann ist in unserer komplizierten Gesellschaft diesen Gefahren ausgesetzt.

Bei Magenerkrankungen spielt in diesem Zusammenhang auch das Rauchen eine wichtige Rolle.

Unverträglichkeit der Nahrung — ein Hinweis für Erkrankungen

Unabhängig davon, wodurch ursprünglich die Magenkrankheit entstanden ist, spielt die Verträglichkeit der Speisen dann eine wichtige Rolle, wenn bereits eine Krankheit vorliegt. Dabei ist es besonders wichtig zu beachten, daß die Unverträglichkeit eines Nahrungsmittels kein Hinweis dafür ist, daß sein Verzehr an der Entstehung der Krankheit schuld ist, sondern nur ein Symptom dafür ist, daß bereits eine Erkrankung vorliegt. Das Nahrungsmittel, nach dessen Verzehr Ma-

genbeschwerden auftreten, braucht also nicht falsch zu sein, sondern es gibt lediglich zu erkennen, daß eine behandlungsbedürftige Krankheit vorliegt. Wenn aber eine solche Krankheit vorliegt, kann jedes Nahrungsmittel, selbst der Haferschleim, der gemeinhin als leichtverträglich gilt, Beschwerden auslösen, eben als Zeichen dafür, daß eine Krankheit vorhanden ist.
Hierin liegt der Grund, weshalb ein Magenkranker aufgrund der kurzfristigen Betrachtungsweise der momentanen Bekömmlichkeit eines Nahrungsmittels selbst nicht entscheiden kann, ob eine bestimmte Kostform zur Heilung seines Leidens führt oder nicht.
Außerdem ist die Verträglichkeit eines einzelnen Nahrungsmittels nicht so sehr von dem betreffenden Nahrungsmittel selbst abhängig, sondern von dem Rahmen der Gesamtkost, in die es eingefügt ist. Am besten läßt sich die Problematik an einem Vergleich klarmachen: Wenn in einem Orchester von 30 Musikern 29 richtig spielen und nur einer falsch, so ist das ganze Konzert verdorben. Paßt in eine Kostform, die aus 30 Einzelnahrungsmitteln besteht, ein einziges Nahrungsmittel nicht hinein, so wird die gesamte Kostform nicht vertragen. Das Leidige dabei ist, daß der Kranke selbst nicht feststellen kann, welches Nahrungsmittel nicht hineinpaßt, und deshalb meist das falsche beschuldigt.
So bewirkt z. B. jeder Fabrikzucker, daß Vollkornprodukte nicht vertragen werden, das heißt, daß in einer Heilkost, die Vollkornbrot enthalten *muß,* alle Fabrikzuckerarten keinen Platz haben.

Lebererkrankungen

Lebererkrankungen sind in letzter Zeit außerordentlich häufig geworden. Zumindest vermittelt die Sprechstunde den Eindruck, als habe heute fast jeder »seinen Leberschaden«. Dieser augenblickliche Leberrummel wird sofort verständlich, wenn wir berücksichtigen, daß die Leber unser großes Stoffwechselorgan ist. Setzen wir statt Lebererkrankung Stoffwechselstörung, so ist die Zunahme der sogenannten Lebererkrankungen sofort verständlich. Trotzdem ist es richtiger, die Lebererkrankungen nur als einen Teilschaden einer Erkrankung des ganzen Organismus zu sehen. Als eine Störung des Chemismus, das heißt des Stoffwechsels.
Daraus geht klar hervor, daß alle Lebererkrankungen ernährungsbedingt sind. Eine scheinbare Ausnahme machen die infektiösen Krankheiten wie z.B. die Leberentzündung durch Virusinfektion. Da aber auch die Infektanfälligkeit in erster Linie durch Vitalstoffmangel verursacht ist, kann man praktisch alle Lebererkrankungen als ernährungsbedingt ansehen. Dementsprechend besteht auch die Behandlung in den erwähnten Ernährungsmaßnahmen.
Die Leber ist ein Wunderorgan. Sie kann in einer Zelle zur gleichen Zeit Hunderte von chemischen Umsetzungen vornehmen, was keiner noch so modernen chemischen Fabrik gelingt. Für die Herstellung dieser vielfältigen, komplizierten Stoffe, wie Hormone, Enzyme und chemischer Vorstufen zur Belieferung der einzelnen Organe, benötigt die Leber Rohstoffe, das heißt Nähr- und Vitalstoffe. Fehlen infolge des Verzehrs von Fabriknahrungsmitteln Vitalstoffe, so kann die Leber keine Wertarbeit mehr liefern, sie macht Kriegsware. Die dabei entstehenden krankhaften Stof-

fe sind u.a. auch im Blut nachweisbar, weshalb man die entsprechenden Blutuntersuchungen als Leberproben bezeichnet. Vom wissenschaftlichen Standpunkt aus ist diese Bezeichnung falsch, da diese Proben, wie man sagt, nicht leberspezifisch sind. Das heißt, daß auch bei Stoffwechselstörungen anderer Organe diese Blutproben verändert sein können. Der krankhafte Befund ist also kein Beweis dafür, daß die Leber krank ist, sondern er ist lediglich ein Hinweis auf eine Störung des Stoffwechsels, und diese ist wiederum eine Folge der Fehlernährung.

Wichtig ist auch zu wissen, daß die Leber nicht mit Schmerzempfindungsnerven ausgestattet ist. Dies bedeutet, daß einerseits eine Leberschädigung infolge vitalstoffarmer Ernährung sich nicht mit Mißempfindungen äußern kann, auch wenn der Schaden noch so schwer ist, und daß andererseits eine Schmerz- oder Druckempfindung in der Lebergegend nicht auf eine Lebererkrankung hinweisen kann. Die Mißempfindung ist vielmehr ein Zeichen, daß ein Gewebe bzw. Organ erkrankt sein muß, das Schmerznerven hat, z.B. die Gallenblase, die Gallengänge, der Zwölffingerdarm, der Dünn- oder Dickdarm, das Bauchfell, das Gekröse, das Bindegewebe oder das vegetative Nervensystem. Die Leber kann es jedenfalls nicht sein, auch wenn sie noch so krank ist.

Diese Tatsache, daß die Leber schmerzunempfindlich ist, bringt die Gefahr mit sich, daß sich jemand unentwegt falsch ernähren kann, ohne es zu merken. Wäre die Leber schmerzempfindlich, gäbe es z.B. keinen Alkohol. Jedes Glas Schnaps würde einen Leberschmerz hervorrufen. Aber selbst der chronische Genuß größerer Mengen Alkohol kann sich nicht in Leberschmerzen äußern.

Erkrankungen der Gallenblase

Die Ernährungsbehandlung der Gallensteine oder anderer Erkrankungen der Gallenblase und Gallenwege ist genau dieselbe wie bei den Magen- und Darmerkrankungen. Vergleicht man jedoch die angegebene Heilkost mit der sonst üblichen Leber- und Gallendiät, in der Auszugsmehle, Brötchen, Zwieback, Weißbrot, Graubrot, Teigwaren, Traubenzucker, Fruchtzucker, gewöhnlicher Zucker und die Einschränkung von Fetten empfohlen werden, so wird das Groteske der Situation deutlich. Der dänische Nobelpreisträger Professor Dam hat nämlich an Goldhamstern nachgewiesen, daß durch Fütterung mit isolierten Kohlenhydraten (Stärke und Zucker) und wenig Fett mit Sicherheit Gallensteine erzeugt werden können. Die Prozentzahl der Steinbildung lag um so höher, je mehr Stärke und Zucker und je weniger Fett verfüttert wurde.
Das heißt, gerade den Menschen, die an Leberkrankheiten und Gallensteinen leiden, wird mit der üblichen Leber- und Gallendiät eine Kostform empfohlen, die steinerzeugend und mit Sicherheit gesundheitsschädlich ist. Falscher geht es nicht mehr!

Ursachen der Darmerkrankungen

Am *Dickdarm* äußern sich die Ernährungs- und Lebensfehler hauptsächlich als *Verstopfung, Durchfall* und *Blähungen.* Was die Verstopfung betrifft, siehe dort.
Je nach Veranlagung und zusätzlichen äußeren Einflüssen führen dieselben Ernährungsfehler bei dem einen zur Verstopfung, beim anderen zu Durchfällen. So erklärt es sich, daß die Heilkost in beiden Fällen dieselbe ist.

Entzündliche Erkrankungen des Dickdarms, die bis zur Geschwürbildung führen können (Colitis ulcerosa), bedürfen einer Spezialbehandlung. Auch in diesen Fällen spielen Lebensprobleme oft eine Rolle, die neben der Ernährung bei der Behandlung berücksichtigt werden müssen.

Der Begriff *»Blähungen«* wird sehr mißbraucht. Ursprünglich war damit die normale Gasbildung im Darm und deren Abgang gemeint. Heute hat sich der Unfug eingebürgert, daß fast jeder Bauchschmerz und jede Unpäßlichkeit im Bauchraum als Blähung bezeichnet bzw. damit begründet werden. Dieser Mißbrauch ist sicher dadurch entstanden, daß die meisten krankhaften Störungen im Bauchraum, sei es an Leber, Gallenblase, Bauchspeicheldrüse, Dünndarm, Dickdarm, dem Gekröse, dem Gefäßapparat und dem vegetativen Nervensystem, sich als Unpäßlichkeit in Form eines Gefühls des Aufgetriebenseins, eines Völlegefühls, äußern. Der Inhalt des Verdauungskanals an sich verursacht keine Beschwerden, gleichgültig ob er dickbreiig, dünnbreiig oder gasförmig ist. Beschwerden treten nur auf, wenn die Funktion des Darmes gestört ist, das heißt, wenn der Darm krank ist. Vorhandenes Gas allein reicht zur Entstehung von Beschwerden nicht aus!

Das Nichtwissen dieser einfachen Fakten führt dazu, daß der Patient sein Völlegefühl fälschlicherweise damit erklärt, daß seine Därme voller Gase säßen, die trotz normaler Stuhlentleerung nicht abgingen. Er meidet sogenannte blähende Speisen und wundert sich, daß sein Völlegefühl nicht verschwindet. Hier kann nur die Behandlung der Grundstörung Erfolg bringen: Die richtige Kombination der einzelnen Nahrungsmittel ist hier entscheidend. Erst nach Heilung der Krankheit verschwinden die »Blähungen«.

Nicht alles, was am Darmausgang Beschwerden macht, schmerzt, brennt, sticht oder juckt, sind *Hämorrhoiden.*

Hämorrhoiden sind krankhafte Erweiterungen der normalen Hämorrhoidalvenen, das heißt Krampfadern am After. Sie machen selbst ebensowenig Beschwerden wie Krampfadern an den Beinen, können aber indirekt zu Störungen, Entzündungen, Ekzemen, wunden Stellen (Einrissen), Thrombosen und dergleichen führen.

Bei jeder Beschwerde am Darmausgang muß daher als erstes und wichtigstes festgestellt werden, welche Erkrankung vorliegt. Der oberflächliche Sammelbegriff »Hämorrhoiden« muß in jedem Fall als Fehldiagnose angesehen werden, da Hämorrhoiden an sich keine Beschwerden machen. Die richtige Diagnose ist nicht nur deshalb wichtig, weil sie die Voraussetzung für eine erfolgreiche Behandlung ist, sondern ihr Versäumnis ist auch gefährlich, da sich hinter den Beschwerden auch ein Krebs verbergen kann.

Man darf ruhig sagen, gäbe es das Wort »Hämorrhoiden« nicht, würden nicht so viele Menschen an Mastdarmkrebs sterben. Zulange beruhigt sich der Kranke mit der harmlosen Vorstellung, er leide an Hämorrhoiden.

In jedem Fall von »Hämorrhoiden« ist unbedingt durch richtige Ernährung der Stuhlgang so zu regulieren, daß er ohne Abführmittel erfolgt. Denn die häufigste Ursache für Beschwerden am Darmausgang ist der langdauernde Gebrauch von Darmreizmitteln, das heißt von Abführmitteln.

Auch sämtliche Erkrankungen der Leber, der Gallenblase und der Gallenwege sind ernährungsbedingt, d. h. durch falsche Ernährung über lange Zeit hervorgerufen. Ein Gallenstein benötigt zu seiner Entstehung ca. 15—20 Jahre. Erst nach so langer Zeit also zeigen sich die Folgen einer Fehlernährung. Wenn ein Stein bereits vorhanden ist, kann er durch Ernährungsmaßnahmen nicht mehr zur Auflösung gebracht werden; trotzdem ist es in ca. 80 % der Fälle möglich, ohne Operation beschwerdefrei zu bleiben, wenn die Kost, die bereits zur Verhütung nötig gewesen wäre, strikt eingehalten wird.

Man kann die Behandlung von Leber- und Gallenerkrankungen gemeinsam besprechen, da eine fehlerhaft zusammengesetzte Gallenflüssigkeit eine falsch arbeitende Leber voraussetzt. Nur wenn die Galle falsch zusammengesetzt ist, kann sich in der Gallenblase »Kesselstein«, d. h. Gallensteine, bilden.

Wenn die Leber krankhafte Galle absondert, liegt es primär nicht in einer Lebererkrankung. Das hat vielmehr andere Gründe: Der Leber wird infolge vitalstoffarmer Ernährung nicht das Material zugeführt, das sie zur Herstellung einer einwandfrei zusammengesetzten Galle benötigt. Die immer häufiger werdenden Leber- und Gallenerkrankungen sind also eine direkte Folge der zivilisatorischen Fehlernährung.

Sobald die Fehler abgestellt werden, beginnt die Leber wieder normal zu arbeiten, selbst nach Jahrzehnten vitalstoffarmer Ernährung. Die Leber ist nämlich außerordentlich gut regenerationsfähig. Dies hat einerseits den Nachteil, daß sie jahrzehntelange Malträtierung durch Zivilisationskost ohne sichtbare Krankheitserscheinungen (außer der Gallensteinbildung) erträgt, und andererseits den Vorteil, daß sogar bei weit fortgeschrittener Leberschädigung noch eine weitgehende Besserung möglich ist.

Die Leber ist das große Stoffwechselorgan des Organismus. Jeder Fehler in der Nahrung wirkt sich daher in besonderem Maße an der Leber aus. Man könnte deshalb alle Stoffwechselerkrankungen in gewissem Sinne als Lebererkrankungen bezeichnen. Alle Stoffwechselvorgänge können nur dann richtig ablaufen, wenn der Leber alle Rohstoffe zur Verfügung stehen, die sie für eine volle Funktion benötigt. In der üblichen Zivilisationskost, die durch Raffinierung der Kohlenhydrate und Fette und durch einen Mangel an natürlichen Lebensmitteln gekennzeichnet ist, sind zahlreiche biologische Wirkstoffe, die sogenannten Vitalstoffe, nicht in ausreichendem Maße vorhanden. Dieser Vitalstoffmangel ist die Hauptursache der Leber- und Gallenkrankheiten und zugleich auch aller Stoffwechselstörungen.

Eine vitalstoffreiche Kost verhütet nicht nur mit Sicherheit Gallensteine, sondern sie ist auch das wichtigste Heilmittel für alle Leberkrankheiten. Dabei ist die Vermeidung von Auszugsmehlen, Fabrikzucker und Fabrikfetten und der ausreichende Verzehr von naturbelassenen Lebensmitteln eine Grundforderung.

Sind bereits Gallensteine vorhanden, so kann eine Kolik oder andere Beschwerden sowohl durch verschiedenartige Ernährungsfehler wie durch seelische Belastungen oder durch allopathische Medikamente ausgelöst werden. Trotzdem kann der Gallensteinträger beschwerdefrei werden bzw. bleiben. Er muß dann allerdings die Richtlinien einer vitalstoffreichen Vollwertkost streng einhalten. Die richtige Kombination der einzelnen Nahrungsmittel ist dabei entscheidend. Diese Kost hat den Vorteil, daß sie zugleich die Stuhlverstopfung beseitigt, die oft mit Störungen der Gallenblasentätigkeit einhergeht.

Die Behandlung der Erkrankungen der Bauchspeicheldrüse ist genau dieselbe wie bei den anderen Verdauungsorganen, insbesondere der Leber.

Erkältungskrankheiten

Bedenkt man, wie viele Menschen im Laufe ihres Lebens von sogenannten »Erkältungen« und Grippe geplagt werden, ist zu ermessen, was es bedeutet, daß durch den hier aufgezeigten Weg diese Krankheiten bekämpft werden können, für die es bisher kein sicheres Vorbeugungsmittel zu geben schien.

Die bisherigen Mißerfolge bei der Bekämpfung der sogenannten Erkältungskrankheiten sind vor allem auf den irreführenden Begriff »Erkältung« zurückzuführen. Wohl jeder verbindet damit die Vorstellung, es handele sich dabei um eine durch Kälte verursachte Krankheit. Tatsächlich sind die sogenannten Erkältungskrankheiten Schleimhautentzündungen — auch Katarrhe genannt — oder Infekte durch Bakterien oder Viren. Die eigentlichen Ursachen liegen in mangelhafter Infektabwehr, bedingt durch den Vitalstoffmangel der Zivilisationskost. Aber auch falsche Bekleidung, mangelnde Abhärtung oder belastende Lebenssituationen können die Widerstandskraft herabsetzen.

Trotz der großen medizinischen Erfolge in der Bekämpfung von Infektionskrankheiten konnte die fast seuchenartige Verbreitung der sogenannten Erkältungen — falsch oft als »Grippe« bezeichnet — kaum eingedämmt werden. Man hat den Eindruck, daß diese Erkrankungen in den letzten Jahren erheblich zugenommen haben — trotz der Vielzahl der angebotenen chemischen Mittel, mit denen üblicherweise diese Infekte behandelt werden. Es ist sogar erwiesen, daß die übliche Behandlung die Krankheitsanfälligkeit steigert, statt sie zu bessern.

Da ein wesentlicher Teil der Ursachen in der fehlerhaften Ernährung liegt, gehört die Infektanfälligkeit des zivilisierten Menschen ebenfalls zu den ernährungsbedingten Zivilisationsschäden. Das erklärt, wieso diese Krankheitsgruppe in den letzten Jahrzehnten parallel zu den anderen Zivilisationskrankheiten erheblich zugenommen hat.
Da es sich bei den Schleimhautkatarrhen zwar um eine lästige Beeinträchtigung des Befindens, meist aber nicht um eine gefährliche Krankheit handelt, erscheint die Verhütung wichtiger als die Behandlung der bereits aufgetretenen Krankheit.
Aus den amerikanischen Institutes of Health wird über interessante Versuche berichtet: Die Versuchspersonen hielten sich 1 1/2 bis 2 Stunden in Räumen mit Kühlschranktemperatur von plus 4 Grad auf. Andere nahmen lange kalte Bäder, die ihre Körpertemperatur um einen vollen Grad absinken ließen. Die Zahl der Erkältungsinfektionen war gegenüber einer gleich großen Gruppe von Menschen, die sich »normal« verhielt, keineswegs erhöht. Bei künstlicher Infektion, die durch in die Nase eingebrachte Erreger ausgelöst wurde, traten die Erkrankungen bei der Versuchsgruppe etwas häufiger auf als im Normalfall. Hier jedoch waren mehr Fälle mit hohem Fieber zu verzeichnen. Die Versuchspersonen begaben sich dann, als der Höhepunkt ihrer Erkrankung erreicht war, von neuem in Räume mit Kühlschranktemperatur. Dadurch wurde der Krankheitsverlauf weder verlängert noch anderweitig ungünstig beeinflußt. Diese Versuchsergebnisse entsprechen den Erfahrungen des britischen Schnupfenforschungszentrums in Salisbury.
Meine eigenen Erfahrungen aus 35jähriger Praxis bestätigen, daß Schnupfen und die gewöhnlichen Infekte der Luftwege, die gemeinhin als Erkältungen bezeich-

net werden, nichts mit Kälteeinwirkung zu tun haben. Unfreiwillig traten Millionen deutscher Soldaten während des letzten Weltkriegs den Beweis dafür an. Sie waren stärkster Kälte ausgesetzt. Dabei traten zahlreiche Erfrierungen auf, aber keine »Erkältungen«.

Zu warme Kleidung schadet

Alle Menschen, die zu sogenannten Erkältungen neigen, ziehen sich zu warm an. Dies ist zugleich mit ein Grund, weshalb sie sich immer wieder erkälten. Durch zu warme Kleidung und durch den Aufenthalt in zu warmen Räumen kommt es zur Wärmestauung. Diese Wärmestauung führt zum Schwitzen. Das Schwitzen führt zu »Erkältungen«; die Bezeichnung »Erhitzung« wäre treffender. Was auf der Haut die Absonderung von Schweiß ist, entspricht auf der Schleimhaut der Absonderung von Schleim. Jedes Organ kann nur mit der ihm eigenen Reaktion antworten. Eine Schleimhaut kann nicht schwitzen, sie kann nur »schleimen«.
Bei der Verdunstung von Wasser entsteht ein Temperaturabfall, die sogenannte Verdunstungskälte. Mit Hilfe des Schweißes, der durch Verdunstung zu einer Abkühlung der Haut führt, wirkt der Organismus bei Wärmeeinwirkung einer Erhöhung der Körpertemperatur entgegen, während er bei Kälte durch Verengung der Hautgefäße, erkennbar an der Blässe, einem Wärmeverlust entgegenwirkt. Zieht man sich also aus Angst vor Abkühlung zu warm an, erreicht man gerade das Gegenteil: Abkühlung statt Erwärmung.
Es gibt eine einfache Regel: Man soll sich so warm anziehen, daß man nicht friert, aber nicht so warm, daß man schwitzen muß. Niemand darf in geheizten Räumen genauso dick angezogen sein wie draußen in der

Kälte. Eine Binsenweisheit, die aber vor allem von Männern oft nicht beherzigt wird; viele tragen im Freien statt eines Mantels einen Pullover unter der Kleidung, den sie dann den ganzen Tag über auch im Zimmer anbehalten, oft aus Angst vor Erkältung.

Chronischer Kaltfuß signalisiert Störung

»Den Kopf halt kalt, die Füße warm, das macht den besten Doktor arm.« An dieser Volksweisheit ist viel Wahres. Menschen, die zu Erkältungen neigen, haben häufig kalte Füße. Man könnte daraus den Schluß ziehen, daß kalte Füße zu »Erkältung« führen. Chronischer Kaltfuß ist jedoch nicht die Ursache der Infektanfälligkeit, sondern bereits ein Symptom des gestörten Gleichgewichts im Wärmehaushalt.

Kneippsche Maßnahmen — beste Methode

Der gestörte Wärmehaushalt tritt in Verbindung mit Regulationsstörungen im Kreislauf auf. Die beste Behandlung ist ein kurzer kalter Guß, der aber nur den warmen Körper treffen darf. Es besteht sonst die Gefahr, daß der Kaltreiz nicht mit vermehrter Wärmebildung infolge besserer Durchblutung beantwortet wird, sondern im Gegenteil zu einer noch stärkeren Abkühlung führt.
Entscheidend für den Ablauf der Reaktion ist die Ausgangslage. Bei allen kalten Güssen muß der Körper vorher warm sein. Rein instinktiv wehrt sich jeder dagegen, kaltes Wasser anzuwenden, wenn ihm nicht warm genug ist. Auch hier schützt der Instinkt wie eine Art »innerer Arzt« vor Fehlern.

Durch einen kurzen Kaltreiz, den man durch Übergießen warmer Glieder mit kaltem Wasser oder kurzes Eintauchen in kaltes Wasser erzielen kann, löst man eine bessere Durchblutung und damit eine erhöhte Durchwärmung aus. Man bezeichnet deshalb alle Maßnahmen, die als Reaktion auf einen kurzen Kaltreiz zu vermehrter Wärmebildung führen, als *aktive* Wärmebehandlung.
Demgegenüber handelt es sich bei einem warmen Bad um eine *passive* Wärmebehandlung. Hier wird dem Organismus Wärme von außen zugeführt, ohne daß er selbst vermehrt Wärme erzeugt. Die aktive Wärmebehandlung stellt eine sehr viel wirksamere Behandlung dar als die passive, bei der der Körper selbst nichts zur Wärmebildung beiträgt.
Die Haut sollte jeden Tag einem kurzen Kaltreiz ausgesetzt werden. Dies kann durch eine Kneippsche Waschung geschehen, ein Duschbad, ein Wechselbad der Unterschenkel oder einen Kneippschen Guß. Sauna und kurze Sonnenbäder unterstützen dies hervorragend.
Alle diese Maßnahmen, über längere Zeit durchgeführt, geben die Garantie, daß die Kette immer wiederkehrender Infekte ein Ende findet. Grundvoraussetzung für den Erfolg ist selbstverständlich die vitalstoffreiche Vollwertkost.

Wechselunterschenkelbad gegen Schnupfen

Ist bereits ein Schleimhautkatarrh aufgetreten, so ist in der Praxis meistens das Wechselunterschenkelbad zu empfehlen, das sich besonders bei Schnupfen bewährt. Die Unterschenkel werden 10 Minuten bei 39—41 Grad Celsius in warmem Wasser angewärmt

und dann 10 Sekunden in kaltes Wasser eingetaucht. Dieser Wechsel wird noch einmal wiederholt, wobei dann 5 Minuten Heißanwendung genügen.
Bei warmen Füßen empfiehlt sich der Kneippsche Guß. Dabei läßt man den kalten Wasserstrahl langsam an der Außenseite des Fußes beginnend über das Knie laufen und zurück die Wade entlang bis zur Innenseite des Fußes. Diese Anwendung heißt Knieguß. Führt man den Guß weiter bis zur Hüfte, spricht man vom Kneippschen Schenkelguß.
Beim fieberhaften Infekt ist Bettruhe erforderlich. Fieber darf nicht durch fiebersenkende Arzneimittel bekämpft werden. Fieber ist nämlich die beste Waffe des Körpers zur Vernichtung der Bakterien. Werden in einem Laboratorium Bakterienkulturen gezüchtet, so muß streng darauf geachtet werden, daß der Thermostat die Temperaturen im Brutschrank auf gleichmäßiger Höhe hält. Würden die Temperaturen auf 41 Grad ansteigen, so würde den Kulturen Schaden zugefügt werden. Entsprechend verhält es sich mit dem Fieber, das die beste Bakterienabwehr garantiert.
In Unkenntnis dieser Zusammenhänge haben viele Menschen Angst vor Fieber. Hier wird Krankheit mit Symptom verwechselt. Hohes Fieber zeigt lediglich an, daß der Körper außergewöhnliche Abwehrmaßnahmen im Kampf gegen die Erkrankung einsetzt. Einem bekannten griechischen Arzt schreibt man den Satz zu: »Gebt mir die Möglichkeit, Fieber zu erzeugen, und ich heile jede Krankheit.« Damals war den Ärzten die hohe Bedeutung des Fiebers noch bewußt.
Bei fieberhaften Erkrankungen besteht meistens Appetitlosigkeit. Dies ist ein wichtiger Hinweis auf vorübergehende Nahrungsenthaltung. Nach Wiederkehr des Appetites muß wieder auf Vollwertkost in der beschriebenen Form übergegangen werden.

Antibiotika und Sulfonamide sind bei »Erkältungen« wirkungslos. Bei Mandelentzündungen haben sie den Nachteil, daß sie Rückfälle hervorrufen, da der Körper selbst keine Abwehrstoffe gegen die Erreger erzeugt. Deshalb ist diese Medikamentengruppe bei immer wiederkehrenden Infekten besonders streng zu meiden. Einmal muß die Entzündung vom Körper selbst überwunden werden.

Homöopathische Behandlung besonders erfolgreich

Die Homöopathie bietet hervorragende Möglichkeiten in der Arzneibehandlung an. Sie beruht auf der Ähnlichkeitsregel. Das heißt, daß ein Arzneistoff, der bei der Prüfung am Gesunden ein bestimmtes »Arzneibild« hervorruft, eine Erkrankung zu heilen vermag, die ein ähnliches Symptomenbild zeigt. Die nach dem homöopathischen (homoion = gleich, ähnlich) Prinzip gewählte Arznei vermag die Heilbestrebung des Organismus spezifisch so zu unterstützen, daß sie gerade an den Stellen eingreift, an denen die Krankheit eingetreten ist.
Nur wenn die Krankheitserscheinungen, die durch die Arznei bei der vorherigen Arzneiprüfung am Gesunden hervorgerufen wurden, den Krankheitserscheinungen bei der zu behandelnden Krankheit so ähnlich wie möglich ist, ist das Arzneimittel homöopathisch, und nur dann wirkt es im gleichen Sinn.
Als logische Folgerung daraus, daß das passende homöopathische Arzneimittel eine ähnliche Krankheit erzeugt, die sie am Kranken heilen soll, ergibt sich die Forderung, das Arzneimittel möglichst so gering zu dosieren, daß keine Verschlimmerung der Krankheitssymptome auftritt. Vielmehr sollen die spezifischen

Arzneikräfte die Heilmaßnahmen des Organismus unterstützen.
Die souveräne Überlegenheit der homöopathischen Heilweise, die sich vor allen anderen Arzneibehandlungsmethoden auszeichnet, liegt darin begründet, daß sie allen individuellen Besonderheiten Rechnung trägt. Sie setzt aber großes Einzelwissen und reiche Erfahrung voraus.

Der moderne Schnupfen: Nebenhöhlenentzündungen

Viele Kranke fühlen sich heute in der Sprechstunde beleidigt, wenn man ihren Infekt als Schnupfen oder Husten bezeichnet. »Kieferhöhlenentzündungen« und »Bronchitis« sind modern. Diese Bezeichnungen berechtigen den Kranken, den Arzt aufzusuchen. Er würde sich scheuen, wegen Hustens oder Schnupfens einen Arzt zu konsultieren. Beim gewöhnlichen Husten im Rahmen einer sogenannten Erkältung handelt es sich meistens um einen Katarrh der Luftröhre, nicht um eine Erkrankung der Bronchien. Deshalb ist es nicht richtig, jeden Husten mit Bronchitis zu bezeichnen. Die echte Bronchitis ist eine viel ernstere Erkrankung. Sie spielt sich an den vielen Verzweigungen der Luftröhre innerhalb der Lunge ab.
Es gibt keinen Schnupfen, also keine Schleimhautentzündung, die sich nicht auf die ganze Nase erstreckt. Dazu gehören auch die seitlichen Teile der Nase, die als Kieferhöhlen bezeichnet werden. Zu den Nebenhöhlen gehören die Siebbeinzeilen und die Stirnhöhlen; auch sie sind ein Teil der Nase.
Entzündungen richten sich nicht nach irgendwelchen Einteilungen, die vorwiegend der besseren Verständi-

gung dienen. Der Kranke irrt, wenn er meint, daß bei einer Kieferhöhlenentzündung nur die Kieferhöhle krank sei. Ebenso ist es selten, daß ein Katarrh nur auf den Nasenbereich beschränkt bleibt; meist ist auch der Rachenraum hinter der Nase beteiligt. Von ihr geht die Entzündung oft sogar aus. Ebenso häufig steigt der Katarrh in den Kehlkopf und in die Luftröhre hinunter. Die Stimme wird rauh, Husten stellt sich ein. Man spricht deshalb auch vom Katarrh der oberen Luftwege. Eine isolierte örtliche Behandlung der einzelnen Höhlen durch Spülung vermag die Grundkrankheit nicht zu beeinflussen. Eine Ganzheitsbehandlung ist nicht nur sinnvoller und erfolgreicher, sondern auch wesentlich angenehmer.

Örtliche Behandlungen der Nasenkrankheiten — nachteilig

Alle rein örtlichen Behandlungen der Nasenschleimhaut sind nachteilig. Dies gilt ganz besonders für die zahlreichen Nasentropfen und Sprays, die die Schleimhaut vorübergehend zur Abschwellung bringen. Da die verstopfte Nase durch diese Mittel sofort durchgängig wird, empfindet der Kranke Erleichterung und meint, das Mittel helfe ihm. In Wirklichkeit schwillt nach kurzer Zeit die Schleimhaut in vermehrtem Maße als Reaktion wieder an. Der Kranke ist gezwungen, das Mittel immer wieder zu benützen. Stellt er es ab, so hat er Schwierigkeiten, durch die Nase zu atmen.

Auf diese Weise plagen sich zahlreiche Kranke über lange Zeiträume mit diesem Übel ab. Eine Heilung ist jedoch nur möglich, wenn schleimhautabschwellende Mittel völlig weggelassen werden. Mit der Unterstützung von Wechselunterschenkelbädern, homöopathischen Mitteln und vorübergehender örtlicher Behandlung mit anderen Präparaten ist der Spuk rasch überwunden.

Das lymphatische Kind und die großen Mandeln

Kinder, deren Mandeln und Lymphknoten im Halsbereich, im Brustraum und in der Bauchhöhle vergrößert sind und die zu immer wiederkehrenden Entzündungen der Mandeln und Lymphknoten neigen, bezeichnet man als lymphatische Kinder. Die Reaktionsweise heißt Lymphatismus. Er weist sich durch Lymphknotenschwellungen und Neigung zu entzündlichen Katarrhen der oberen Luftwege aus. Die Ohren werden ebenfalls in Mitleidenschaft gezogen.
Meist sind lymphatische Kinder etwas blaß und aufgedunsen. Ihr Appetit ist gering, das Temperament meist träge und schwerfällig. Es gibt aber auch magere, krankhaft reizbare Typen. Wichtig ist die Erkenntnis, daß lymphatische Kinder nicht mit Kuhmilch ernährt werden dürfen. Im ersten Moment ruft dieser Ratschlag, der dem herkömmlichen Denken und den üblichen Gepflogenheiten widerspricht, heftigen Widerspruch hervor. Strikte Befolgung führt jedoch zu verblüffendem Erfolg. Große Mandeln und Lymphknotenschwellungen verschwinden nach Milchentzug, die Neigung zu entzündlichen Erkrankungen im Bereich der oberen Luftwege und die Infektanfälligkeit lassen nach. Bei den aufgedunsenen Kindern ändert sich der Turgor des Unterhautgewebes. Die Haut erscheint besser durchblutet, und der Appetit stellt sich wieder ein. Mit dem Rückgang der lymphatischen Erscheinungen ist auch eine Umwandlung der Persönlichkeit

festzustellen. Das phlegmatische, träge und schwerfällige Temperament weicht geistiger und körperlicher Regsamkeit.

Die Nachteile der Kuhmilch

Die Nachteile, die sich durch die Ernährung lymphatischer Kinder mit Kuhmilch ergeben, bestehen darin, daß der Körper Schwierigkeiten hat, mit dem artfremden Eiweiß fertigzuwerden. Etwa ein Drittel der Kinder ist davon betroffen.
Jedes Säugetier wird im Säuglingsalter ausschließlich mit arteigener Muttermilch ernährt. Nur der Mensch, der schließlich auch ein Säugetier ist, ist dazu übergegangen, dem Säugling statt Menschenmilch Tiermilch zu geben. Der Fehler beginnt während der Schwangerschaft, wenn die werdende Mutter sich in zunehmendem Maße mit Kuhmilch ernährt. Die vitalstoffarme Zivilisationskost führt dazu, daß sich die Brustdrüse in den neun Monaten der Schwangerschaft nicht ausreichend entwickeln kann. Selbst vitalstoffreiche Vollwertkost reicht heute jedoch nicht mehr aus, die Stillfähigkeit zu garantieren. Die jetzige Generation junger Mütter wurde ja bereits von Müttern geboren, die sich fast ausnahmslos mit minderwertiger Zivilisationskost ernährten. Die Brustdrüse dieser Frauen ist dadurch nicht mehr vollwertig angelegt. Man kann hierin ein Warnsignal der Natur sehen. Da die Mütter nicht mehr stillen können, muß der Säugling mit Kuhmilch ernährt werden. Eine der Auswirkungen ist der Lymphatismus.
Jeder Säuger nimmt nach Beendigung der Stillzeit die jeweilige Nahrung des erwachsenen Tieres zu sich. So frißt das Löwenjunge dasselbe wie der erwachsene

Löwe. Nur der Mensch wechselt von arteigener Milch zu Tiermilch über, anstatt auf eine gesunde Erwachsenen-Ernährung überzugehen. Die Vorstellung, daß ein abgestilltes Kind statt der Menschenmilch unbedingt, um gedeihen zu können, Kuhmilch erhalten müsse, ist so festgewurzelt, daß die Ernährung nach der Säuglingszeit ohne Kuhmilch überhaupt nicht in Erwägung gezogen wird. Auf die Säugetiere übertragen würde dies bedeuten, daß z. B. ein Rehkitz nicht gedeihen dürfte, bekäme es außer seiner üblichen Nahrung nicht Milch einer anderen Tiergattung.

Bei einem Kleinkind, das nach dem Abstillen mit biologisch vollwertiger Erwachsenenkost ohne Kuhmilch ernährt wird, zeigen sich keine lymphatischen Erscheinungen. Das Stillen an der Mutterbrust in der Säuglingszeit ist zugleich die beste Vorbeugungsmaßnahme gegen lymphatische Fehlreaktionen. Die mit viel Kuhmilch ernährten lymphatischen Kinder zeigen oft eine tierähnliche Verformung des Gesichtes mit einer Betonung der Mundpartie. Die alten Ärzte haben dies mit Skrofulose bezeichnet, was wörtlich übersetzt »Schweineschnauzenkrankheit« heißt.

Es ist interessant, daß viele lymphatische Kinder eine Abneigung gegen Milch haben. Die Eltern zwingen sie hingegen, Milch zu trinken, weil sie es für unerläßlich halten. Damit entwickelt sich rasch ein Teufelskreis: Ein Kind, das viel Milch trinkt, bekommt Durst. Dieser Durst wird wieder durch Milch gestillt, und so wird erneut Durst erzeugt. Ersetzt man vorübergehend Milch durch Wasser, so hört der unnatürliche Durst rasch auf, und der damit verbundene Teufelskreis ist durchbrochen. Dazu gehört allerdings die Vermeidung von Süßigkeiten. Sie erzeugen ebenfalls ein Durstgefühl.

Kuhmilch hat in der Kinderernährung noch andere Nachteile. Sie erzeugt bei vielen Kindern Appetitlosig-

keit. Viele Mütter sind froh, wenn das Kind, das wenig Appetit zeigt, wenigstens Milch trinkt. Sie kommen nicht auf den Gedanken, daß es gerade die viele Milch ist, die die Appetitlosigkeit auslöst.
Milch ist kein Getränk im engeren Sinne, sondern ein flüssiges Nahrungsmittel. Auf den Rat, die Kuhmilch abzustellen, folgt unweigerlich die Frage, was man denn anstelle von Milch trinken solle. Milch kann aber nicht durch Getränke ersetzt werden, sondern nur durch andere wertvolle Lebensmittel, durch die biologisch vollwertige Erwachsenenernährung. Mögliche Getränke sind ausschließlich Wasser und Tee. Sie sind imstande, den Durst zu stillen. Auch Obstsäfte gehören bereits zu den Nahrungsmitteln. Sie können den Durst nicht löschen. Wenn sie gesüßt sind, erzeugen sie ihn sogar.

Keine Angst vor Eiweißmangel

Die Eltern befolgen den Rat, die Milch beim lymphatischen Kind einzuschränken, im allgemeinen nur mit Bedenken. Dabei spielt vor allem die Furcht, ohne Milch könne der Eiweißbedarf nicht gedeckt werden, eine wesentliche Rolle. Diese Furcht ist völlig unbegründet. In einer biologischen Vollwertkost des Erwachsenen ist der Eiweißbedarf gedeckt, auch wenn der Erwachsene nicht viel Milch trinkt. Wenn das Kind also eine gesunde, abwechslungsreiche Kost wie ein Erwachsener zu sich nimmt, besteht keine Gefahr, zuwenig Eiweiß zu bekommen. Da Kinder aber neben Milch meist auch Fleisch, Eier, Wurst und Käse essen, ist schon in frühem Alter die Gefahr eines Überangebots an Eiweiß gegeben. Über die garantierte Deckung des Eiweißbedarfs bei einer vitalstoffreichen Vollwertkost wurde weiter oben schon berichtet.

Werden diese Ernährungsmaßnahmen eingehalten, dann bilden sich die großen Mandeln im Laufe eines Jahres »von selbst« zurück.
Im Kindesalter spielen die Lymphorgane eine wesentlich wichtigere Rolle als beim Erwachsenen. Auch im Blutbild läßt sich erkennen, daß beim Kind mehr Lymphzellen vorhanden sind als beim Erwachsenen. Dieser »lymphatische« Lebensabschnitt stellt die Zeit dar, in der sich der werdende Mensch mit den Bakterien und Viren auseinandersetzen und gegen sie Abwehrstoffe erzeugen muß. Wird der Organismus in dieser Zeit zusätzlich zu stark mit der Entgiftung artfremden Eiweißes infolge übermäßigen Milchgenusses belastet, so kommt es zu einem Zweifrontenkrieg, der die Anforderungen des kindlichen Organismus übersteigt. Die Folge davon sind Schwellungen der Mandeln und Infektanfälligkeit.

Operative Entfernung der Mandeln nachteilig

Die beschriebene Ernährungsbehandlung führt so sicher zum Erfolg, daß schon dadurch die Notwendigkeit entfällt, die großen Mandeln operativ zu entfernen. Aber auch die ständige Wiederkehr von Mandelentzündungen ist mit Sicherheit verhütbar.
Bei häufigen Augen- oder Lungenentzündungen käme niemand auf den Gedanken, die Augen oder die Lungen operativ zu entfernen. Bei Mandelentzündungen aber reagiert man anders. Die Erfahrung zeigt, daß das falsche Behandlungsvorgehen vorwiegend darauf beruht, daß über die wichtigen Aufgaben der Mandeln zu wenig bekannt ist.

Die Aufgaben der Mandeln

Die Mandeln bestehen aus Lymphgewebe und sind ein Teil des Lymphsystems, das über den ganzen Körper verteilt ist. Dazu gehören Lymphknoten, Milz und Lymphgefäße. Aber auch die Schleimhaut des Rachens und des Dünndarms ist mit Lymphfollikeln — mikroskopisch feinen Anhäufungen von Lymphgewebe — durchsetzt. Vor allem im Wurmfortsatz, der Mandel des Darmes, sind sie angehäuft. Die Lymphknoten werden vom Laien meist in unrichtiger Weise als Lymphdrüsen oder einfach als Drüsen bezeichnet. Die Lymphknoten sind aber keine Drüsen im wissenschaftlichen Sinne. Sie geben keine Säfte ab in einen Ausführungsgang (äußere Drüsen) oder ins Blut (innere Drüsen).

Man könnte die Mandeln als örtliche Polizeistationen bezeichnen, die bei Gefahr sofort in Tätigkeit treten. Sie sorgen wie eine Art Schutzfilter dafür, daß eine Infektion örtlich beschränkt bleibt. Sie haben also eine wichtige Abwehrfunktion.

Jedes Körpergebiet hat seine zugehörigen Lymphknoten. Für den Arm und die äußere Brust liegen sie z. B. in der Achselhöhle, für das Bein in der Leistenbeuge und für die Lungen an der Lungenwurzel. Im Mund- und Rachenbereich sind es die Mandeln und die Lymphknoten am Kieferwinkel sowie die genannten Lymphfollikel in der Schleimhaut des Rachens. Die Lymphe aus dem Nasenbereich fließt über die Rachenmandeln ab. Kommt es z. B. bei einer Eiterung am Fuß zu einer Schwellung der Lymphknoten in der Leistenbeuge, so würde es sicher jedermann für falsch halten, diese Abwehrstationen durch Operation zu entfernen. Wenn in einer Großstadt in einem bestimmten Viertel Verbrecher ihr Unwesen treiben und dabei Polizisten

verletzt werden, wäre die Schließung der Polizeistation sicher die schlechteste Abhilfe. Man würde eher für Verstärkung in der Polizeistation sorgen.
Genauso verhält es sich bei den Mandeln. Wird dieses Warnsignal entfernt, kann der Mensch scheinbar ungestraft Fehler in der Lebensführung fortsetzen, die früher oder später zu Krankheiten führen. Außerdem bekommen viele Kranke, denen die Mandeln entfernt sind, nun leichter absteigende Katarrhe der Luftwege. Es fehlt der Wächter. Im Erwachsenenalter werden die Mandeln häufig nicht deshalb entfernt, weil sie zu groß sind, sondern weil sie als Herd für andere Krankheiten angesehen werden. Auch hier drohen durch die Herausnahme der Mandeln ernste Gefahren. Die Gaumenmandel ist die Filterstation für die Zähne. Bei wurzelbehandelten, sogenannten toten Zähnen sind die Schmerznerven entfernt. Es besteht also keine Kontrolle mehr. Solange die Mandeln als Filterstation zwischen Zahnherde und Körper geschaltet sind, ist die Gefahr einer von den Zähnen ausgehenden Infektion geringer als nach operativer Mandelentfernung. Solange noch tote Zähne vorhanden sind oder die Möglichkeit besteht, daß später die Zähne wurzelbehandelt werden müssen, dürfen die Mandeln auf keinen Fall entfernt werden.
Häufig wird auch zur operativen Entfernung der Mandeln geraten, weil sie chronisch vereitert seien. Hierbei handelt es sich sehr häufig um eine Verwechslung der Mandelpfröpfe mit echter Eiterung. Eine eitrige Mandelentzündung ist eine schwere Erkrankung, die mit nicht zu übersehenden Beschwerden einhergeht. Demgegenüber handelt es sich bei den gelben Pfröpfen, die bei vielen Menschen aus der Mandel auszupressen sind, nicht um Eiter, sondern um eine Ansammlung von oberflächlichem Epithel aus den Man-

delbuchten, in denen sich die normalen Bakterien des Speichels finden.
Auch die Furcht, dieser »Eiter« könnte ins »Blut« gehen, ist völlig unberechtigt. Vielmehr ist wissenschaftlich nachgewiesen, daß die Mandeln ein Ausscheidungsorgan sind. Wenn man zum Beispiel Tusche unter die Schleimhaut der Mundhöhle spritzt, findet man nach kurzer Zeit mikroskopische Tuschepartikelchen in dem Absaugsaft der Mandeln.
Sind Diphtheriebazillen in die Blutbahn gelangt, so werden sie über die Mandeln ausgeschieden. Auch daraus läßt sich ableiten, daß die Entfernung der Mandeln keinen gesundheitlichen Vorteil bringt.
Der Weg ist damit gezeigt, wie die sogenannten Erkältungen, Grippen und Infekte erfolgreich verhütet und behandelt werden können. Es bleibt zu hoffen, daß außer dem unschätzbaren Nutzen, den der einzelne davon hat, auch die Verantwortlichen der Wirtschaft und in den Krankenversicherungen die großen Vorteile erkennen, die in der Eindämmung dieser lästigen und kostenaufwendigen Krankheiten liegen.

Erkrankungen des Bewegungsapparates: Rheuma, Arthritis, Arthrose, Wirbelsäulenschäden

Einer weiteren Krankheitsgruppe, deren Ursache in falscher Ernährung liegt, begegnen wir in den Erkrankungen des Bewegungsapparates, die normalerweise unter dem Begriff »Rheuma« zusammengefaßt werden. Unter Rheuma sind hier alle Erkrankungen der Bewegungsapparate gemeint, des Bindegewebes, der Bänder, Sehnen, Muskeln, der Knochen, der Gelenke und Wirbelsäule. Sie nahmen am meisten von allen ernährungsbedingten Zivilisationskrankheiten zu.
Wie nicht anders zu erwarten, liegen die Ursachen all dieser Erkrankungen in der zivilisatorischen Ernährung. Deshalb ist vitalstoffreiche Vollwertkost unter Vermeidung der Fabriknahrungsmittel die beste Therapie. Außerdem ist tierisches Eiweiß zu vermeiden.
Die Bezeichnung für Rheuma stammt aus dem Griechischen und bedeutet »fließend, wandernd«. Bei allen Erkrankungen des Bewegungsapparates wechseln nicht nur die Beschwerden und die Zeiten, wo der Schmerz auftritt, sondern auch die befallenen Körperteile. Beim Rheuma ist alles einem ständigen Wechsel unterworfen.

Gelenkerkrankungen

Gelenkerkrankungen gibt es in entzündlichen oder degenerativen Formen. Eine Gelenkentzündung bezeichnet man als Arthritis. Sind viele Gelenke betroffen, spricht man von Polyarthritis oder Gelenkrheumatismus. Die degenerativen Formen nennt man Arthrosen. Sie sind der Ausdruck von Stoffwechselstörungen. Bei den häufigen Mischformen überwiegt entweder der entzündliche oder der degenerative Anteil. Diese Unterscheidung ist von praktischer Bedeutung. Arthrosen sind nämlich durch Behandlung besser zu beeinflussen als entzündliche Formen. Wenn Arthrosen frühzeitig durch richtige Ernährung behandelt werden, können sie oft so weit verbessert werden, daß von Heilung zu sprechen ist.

Viele Arthritiden sind nur noch in beschränktem Maße zu heilen. Die sogenannte primär chronische Polyarthritis, heute auch als rheumatoide Arthritis bezeichnet, gilt nach wie vor als unheilbar. Die heimtückische Krankheit beginnt scheinbar harmlos mit morgendlicher Steifheit, die durch Bewegung zunächst im Laufe des Vormittags wieder verschwindet. Durch diese anfangs geringfügigen Beschwerden läßt sich der Kranke über die bösartige Neigung zur ständigen Verschlimmerung täuschen. Zu einer energischen Behandlung ist er deshalb oft erst bereit, wenn die Krankheit weit fortgeschritten ist. Starke Bewegungseinschränkung und viele Schmerzen sind das Los dieser Kranken, falls keine ständige, intensive Behandlung stattfindet. Aber auch bei perfekter Behandlung läßt sich diese Krankheitsform nicht heilen, sondern nur in ihrer Weiterentwicklung aufhalten.

Die Arthrose ist keine Verschleißkrankheit

Die Arthrose ist die reinste Form einer ernährungsbedingten Zivilisationskrankheit. Deshalb ist sie nur durch vitalstoffreiche Vollwertkost zu verhüten. Die mögliche Heilung hängt vom Zeitpunkt ab, von dem an sich der Patient richtig ernährt. Ich habe noch keinen Arthrosepatienten erlebt, dem nicht fälschlicherweise gesagt wurde, er litte an Verschleiß- und Alterserscheinungen oder an einer Aufbrauchkrankheit, gegen die nichts mehr helfe. Zum Trost wird der Kranke jedes Jahr in ein Heilbad oder zur Kur geschickt — hinausgeworfenes Geld für die Versicherungsträger, ohne Nutzen für den Kranken, denn auch Kuren vermögen die Entwicklung nicht aufzuhalten. Die Beschwerden werden allenfalls manchmal vorübergehend gelindert. Dem Kranken wird dadurch vorgetäuscht, es würde etwas gegen seine Krankheit unternommen. Heilbehandlung mit vitalstoffreicher Kost aber unterbleibt dadurch.

Wäre die Arthrose tatsächlich eine Verschleißkrankheit, so bedeutete das: Ihre Ursache läge in zu starker Gelenkbeanspruchung. Der moderne Mensch, der so viele Maschinen zu seiner Entlastung zur Verfügung hat, benützt seine Gelenke sicher weniger als die Menschen vor hundert Jahren. Demnach dürfte es heute überhaupt keine Arthrosen geben.

Die degenerativen Vorgänge in der Umgebung der Gelenke, an Zähnen, Bändern und Knochen lassen sich mit der Paradentose vergleichen. Sie ist eine degenerativ-entzündliche Erkrankung des Gewebes um den Zahn. Auch sie benötigt zur vollen Ausbildung etwa 20 bis 30 Jahre, ebenso lang wie die Bänderschäden an der Wirbelsäule und die Arthrosen. Da der Zahn von bakterienhaltigem Speichel umspült ist, kommen hier zu den Abbauvorgängen durch Vitalstoffmangel noch entzündliche Veränderungen dazu. Hätten die Bakterien den gleichen freien Zutritt zur Wirbelsäule wie zu den Zähnen, so hätten die Menschen heute genauso

viele kranke Wirbel wie Zähne. An Gelenken und Wirbelsäule fällt die örtliche bakterielle Komponente weg. Deshalb sind arthrotische Veränderungen später erkennbar als bei der Paradentose. Man kann aber Paradentose als Frühsymptom degenerativer Bindegewebsveränderungen auffassen. In der Tat gibt es keine Arthrotiker, bei denen nicht schon vorher paradentotische Veränderungen nachweisbar waren. Das Gebiß ist ein Gradmesser der allgemeinen Gesundheit. Dies gilt vor allem für die Wirbelsäulen- und Gelenkschäden.
Außer den gleichlaufenden Prozessen am Gebiß und den Gelenken besteht noch eine weitere Beziehung zwischen Zähnen und bindegeweblichen Organen des Bewegungsapparates: Die Zähne können zu Herden oder Störungsfeldern werden, die bei entzündlichen Gelenkerkrankungen eine wichtige Rolle spielen.
So ist die Fehlernährung in zweifacher Weise an der Entstehung rheumatischer Erkrankungen beteiligt. Zum einen direkt, weil durch Vitalstoffmangel Gewebsdegenerationen entstehen, zum anderen indirekt über kranke Zähne, die ebenfalls eine Folge falscher Ernährung sind.
Bei vielen Jugendlichen finden sich heute Haltungsschäden der Wirbelsäule als Zeichen einer Bänder- und Muskelschwäche. Sie ist keineswegs durch mangelnde Bewegung verursacht, wie man häufig hört, sondern ebenfalls eine Folge minderwertiger Zivilisationskost. Auch die auffallende Zunahme der Rundrücken Heranwachsender (Adoleszentenkyphose), der sogenannten Scheuermannschen Krankheit, bei der es zu bestimmten Veränderungen der Wirbel kommt, beruht auf derselben Ursache. Die zu beobachtende Ausheilung bei richtiger Ernährung spricht für diese Zusammenhänge.

Bei Vitalstoffmangel holt sich der Organismus zur Aufrechterhaltung des Mineralstoffwechsels zuerst das Kalzium aus dem Bindegewebe, dem Skelett und den Zähnen, den Kalkdepots. Dadurch wird lange Zeit ein Schaden von den lebenswichtigen inneren Organen ferngehalten.

Eine Sonderform dieser Stoffwechselstörung ist die Kalkarmut des Knochens, die sogenannte Osteoporose. Bei länger bestehenden degenerativen Erkrankungen des Bewegungsapparates tritt sie häufig als Begleiterscheinung auf. Auch dieser Prozeß kann durch richtige Ernährung zum Stillstand gebracht und sogar ausgeheilt werden.

Da die Zusammenhänge zwischen Fehlernährung und Osteoporose weitgehend unbekannt sind, wird die Kalkarmut des Knochens vielfach als Schmerzursache angesehen. Dies ist natürlich nicht der Fall. Die Osteoporose ist lediglich ein Symptom der Degeneration.

Bei Osteoporose kann die Ernährungsbehandlung durch Lebertran wirksam unterstützt werden. Wie wichtig Vitamin-D-haltiger Lebertran für die Steuerung des Kalkstoffwechsels ist, weiß man, seit es gelungen ist, die Rachitis erfolgreich zu behandeln. Die Osteoporose erwachsener Menschen als Kalkstoffwechselstörung ist mit der Rachitis des Kindes vergleichbar. In beiden Fällen ist die ungenügende Kalkeinlagerung in den Knochen nicht durch Kalkmangel in der Nahrung, sondern durch das Fehlen steuernder Wirkstoffe bedingt.

Die Überbewertung des Röntgenbildes

Da sich die krankhaften Vorgänge bei allen rheumatischen Erkrankungen nicht im Knochen, sondern in

den Weichteilen, d.h. in Bändern, Muskeln, Sehnen und im übrigen Bindegewebe abspielen, hat das Röntgenbild nur einen geringen Aussagewert. Denn die Weichteile werden im Röntgenbild nicht dargestellt.
Die Röntgenaufnahme der Wirbelsäule ist zum Ausschluß von Knochenerkrankungen und zur Erkennung von Verlagerungen der Wirbel unentbehrlich. Da sie jedoch über die Weichteile, die die knöcherne Wirbelsäule umgeben, nichts aussagt, können die Erkrankungen dieser Teile röntgenologisch nicht erfaßt werden. Andererseits sind möglicherweise erhebliche Veränderungen im knöchernen Bereich, also an den Wirbeln, denkbar; dennoch brauchen im Weichteilbereich keine wesentlichen Veränderungen vorzuliegen. So handelt es sich beispielsweise bei den sogenannten Randzacken an den Wirbelrändern nicht etwa um spitze Knochenauswüchse, die sich in die Weichteile spießen und Schmerzen hervorrufen, sondern lediglich um harmlose Kalkeinlagerungen in die normalen Sehnenansätze. Diese Verkalkung der Weichteile ist zwar ein Zeichen der ernährungsbedingten Schädigung des Bindegewebeapparates, hat jedoch sonst keine Bedeutung. Die Betrachtung des Gebisses gestattet meist ein besseres Urteil über den Zustand der Wirbelsäule als eine Röntgenaufnahme.
Besonders wichtig ist zu wissen, daß die im Röntgenbild sichtbaren Veränderungen am Knochen keine Rückschlüsse auf entsprechende Veränderungen an den Weichteilen erlauben. Dies sei besonders den Kranken gesagt, die das Röntgenbild überbewerten, weil sie glauben, man könne auf dem Bild »alles« sehen. Rückenschmerzen rühren nicht vom Knochen her, sondern von den Weichteilen. Oft läßt sich der Kranke durch sichtbare Veränderungen auf dem Röntgenbild entmutigen, da er annimmt, sein Leiden könne

nicht gebessert werden. Natürlich lassen sich diese Knochenveränderungen nicht mehr beseitigen, aber die Veränderungen in den Weichteilen, die die Schmerzen verursachen, sind durch Behandlung beeinflußbar.

Bau und Funktion der Wirbelsäule sind ein Wunderwerk

Das Rückenmark wird durch den von den Wirbeln gebildeten knöchernen Kanal hervorragend geschützt. Dieser knöcherne Schutzmantel ist so konstruiert, daß er Bewegungen nach allen Seiten zuläßt. Für die aus dem Rückenmarkskanal abschnittsweise austretenden Nervenstränge ist nur an einer Stelle jeweils zwischen zwei Wirbeln ein kleiner Durchlaßtunnel freigelassen. Kommt es nun durch Ablagerungen krankhafter Stoffwechselprodukte oder durch entzündliche Vorgänge zu einer Verdickung oder Verquellung des Gewebes, so werden die durchtretenden Nerven eingeengt. Diese Einengung führt zu Schmerzen in dem betreffenden Nervenbereich. Auch durch Wirbelverschiebungen können Nerven an ihrer Austrittsstelle gedrückt werden. Das hat ebenfalls Schmerzen zur Folge.
Vor jeder Behandlung muß selbstverständlich festgestellt werden, ob es sich um Ablagerungen, Entzündungsvorgänge oder mechanische Verschiebungen handelt. Überall dort, wo mechanische Momente eine Rolle spielen, ist eine Behandlung mit mechanischen Methoden hilfreich, zum Beispiel mit Chiropraktik. Blockierte Gelenke können durch entsprechende Handgriffe gelöst werden, was sich mitunter durch ein knackendes Geräusch anzeigt. Oft hört man von Kran-

ken, daß bei ihnen ein Wirbel »raus« sei und wieder eingerenkt werden müsse. Ein einzelner Wirbel kann natürlich nicht aus dem festgefügten Verband der Wirbelsäule ausbrechen, weil er durch ein System fester Bänder in seiner Lage gehalten wird. Eine Querverschiebung eines Wirbels gegen seinen Nachbarwirbel um nur einen Zentimeter hätte bereits eine Querschnittslähmung zur Folge. Diese Möglichkeit besteht nur bei Einwirkungen schwerer Gewalt. Aber auch in diesen Fällen kommt es eher zu Brüchen des Knochens, als daß ein Band reißt.
Die Behandlungsweise der Chiropraktik besteht also in der Beseitigung einer Blockierung in einem der zahlreichen Wirbelgelenke, die durch Bänder und Muskeln gehalten werden.
An der Wirbelsäule führen die degenerativen Vorgänge zu mannigfachen Funktionsstörungen, die sich als einseitige Verspannungen im Muskel- und Bindegewebsapparat, als reaktive Schwellungen, Verkrampfungen und Gelenkblockierungen in Fehlstellung äußern können. Diese Krankheitserscheinungen bleiben aber nicht auf den Ort der Störung beschränkt, sie können sich vielmehr auch an den Organen auswirken, die im dazugehörigen Versorgungsgebiet der Nerven liegen. Außer chiropraktischer Behandlung sind hier lockernde und entspannende Maßnahmen durch Massage und Wärme hilfreich. So erklärt es sich, daß durch eine Behandlung der Wirbelsäule ein günstiger Einfluß auf den gesamten Organismus erzielt werden kann.

Segmentbehandlung

Die Nervenversorgung aller Körperteile, sowohl der

Haut wie der darunterliegenden Gewebe und der Organe, erfolgt in bestimmten Abschnitten, den sogenannten *Segmenten.* Jedes Nervenpaar, das zwischen zwei Wirbeln austritt, entspricht einem Segment und versorgt einen ganz bestimmten Körperabschnitt.
Ein Reizzustand in einem bestimmten Wirbelsäulengebiet kann daher zu einer Störung der zu diesem Segment gehörenden inneren Organe führen. Umgekehrt wird durch die Störung eines Organes auch das Segment beeinflußt. Deshalb ist die Wirkung jeder Wirbelsäulenbehandlung nicht nur auf den Ort der Behandlung beschränkt. Sie erstreckt sich auf das ganze Segment. Man kann sich das für die Behandlung innerer Körperabschnitte zunutze machen, als »Behandlung über das Segment«, wie man das nennt. Die sogenannten »Herzschmerzen«, die mit dem Herzen selbst nichts zu tun haben, können durch einen Reizzustand im Segment zustandekommen und lassen sich durch entsprechende Behandlung beseitigen.

Chiropraktik

Chiropraktische Eingriffe an der Wirbelsäule können als segmentale Behandlung aufgefaßt werden. Dies erklärt die manchmal verblüffenden Erfolge für den gesamten Organismus. Diese Behandlung bezeichnet man daher auch als einen Stoß ins Vegetativum. Bei den Nerven, die zu den inneren Organen ziehen, handelt es sich ja um Anteile des vegetativen Nervensystems. Die Verknüpfung der vegetativen Segmente durch den Grenzstrang, eine vor der Wirbelsäule herunterziehende Längsverbindung, erklärt, wieso die Beseitigung einer Störung in *einem* Segment auch zu einer Besserung der Störungen in anderen Segmenten führt und meist auch mit einer Verbesserung des Allgemeinbefindens verbunden ist.

Was durch richtige Ernährung zu erreichen ist

Wer sich von Kindesbeinen an richtig ernährt, leidet bestimmt nie an arthrotischen Erkrankungen an den Gelenken und der Wirbelsäule, aber auch nicht an Paradentose. Bestehen jedoch bereits krankhafte Veränderungen, so kommt auch die Ernährungsbehandlung für eine Heilung im strengen Sinne zu spät. Das Abstellen der Ernährungsfehler kann nicht ungeschehen machen, was in 30 bis 40 Jahren unbemerkt entstanden ist. Auch in dieser Beziehung kann die Paradentose das Grundsätzliche deutlich machen: Der knöcherne Kiefer erneuert sich nicht mehr, wenn er sich so weit zurückgebildet hat, daß die Zahnhälse freiliegen.
Von dem Tag an, an dem die vollwertige Ernährung beginnt, kommt das Fortschreiten der degenerativen Prozesse zur Verlangsamung oder zum Stillstand. Bereits im Röntgenbild sichtbare Formveränderungen bilden sich nicht mehr zurück. Bei weit fortgeschrittenen Arthrosen ist beispielsweise im Röntgenbild eine Verschmälerung des Gelenkspalts zu erkennen. Sie weist darauf hin, daß die Knorpelschicht, die den Knochen im Gelenk überzieht, dünner geworden ist. Dieser zerstörte Knorpelanteil des Gelenks erneuert sich nicht mehr.
Ein Zeichen dafür, wie wichtig es ist, so früh wie möglich, also schon bei den ersten leichten Symptomen, die Fehler abzustellen und mit einer vollwertigen Ernährung zu beginnen. Solange im Röntgenbild noch keine sichtbaren Veränderungen am Knochen bzw. Knorpel nachweisbar sind und sich die Veränderun-

gen erst in den umgebenden Weichteilen, also in den Sehnen, Bändern und Muskelansätzen abspielen, besteht noch die Chance, daß der Prozeß völlig zum Stillstand kommt.
Beschwerdefreiheit und Heilung sind nicht gleichbedeutend. Auch wenn Formveränderungen bestehen bleiben, muß das nicht heißen, daß die Beschwerden unbeeinflußbar sind. Darin liegt eben der große Erfolg der beschriebenen Ernährungsbehandlung: Selbst in weit fortgeschrittenen Fällen wird noch eine erhebliche Verringerung der Beschwerden und eine wesentliche Besserung der Funktion erreicht. Leider lassen sich viele Patienten mit bereits weit fortgeschrittener Arthrose durch einen schlechten Röntgenbefund von einer Behandlung abhalten, weil sie gehört haben, daß der Röntgenbefund nicht mehr gebessert werden kann. Eine Linderung der Beschwerden ist aber möglich!

Bei schweren und fortgeschrittenen Fällen: Reine Frischkost

Selbstverständlich muß man sich um so genauer an die Grundsätze der vollwertigen Heilkost halten, je schwerer das Krankheitsbild und je weiter fortgeschritten das Stadium ist. Bei schweren Fällen ist reine Frischkost über lange Zeit angezeigt. Damit lassen sich Erfolge erzielen, die bei starken anatomischen Veränderungen eigentlich kaum zu erwarten wären.
Für den Beginn der Therapie ist in diesen schweren Fällen die Behandlung in einem Krankenhaus notwendig, das die geschilderten Ernährungsformen durchzuführen imstande ist. Wie lange der Patient die strenge Kostform durchhält, ist allein vom Grad seines Ge-

sundungswillens abhängig. Je länger er bei dieser Kost bleibt, um so mehr wird er erreichen.
Bei vielen Kranken genügt zunächst eine mehrwöchige Frischkostbehandlung, die selbstverständlich mit anderen Heilmaßnahmen kombiniert wird, um den erwünschten Erfolg zu erzielen. Anschließend sichert die vitalstoffreiche Vollwertkost den Erfolg.

Die Fastenkur

Auch die Fastenkur stellt eine wirksame Heilmaßnahme dar. Selbstverständlich ist sie nur für kurze Zeit durchführbar. Diese Kur eignet sich besonders bei den Erkrankungen des Bewegungsapparates, denen neben Vitalstoffmangel eine Überernährung mit Eiweiß vorausgegangen ist. Die Fastenkur muß in diesen Fällen als einleitende Maßnahme verstanden werden. Ein bleibender Erfolg ist jedoch nur zu erzielen, wenn sich eine dauernde biologisch vollwertige Ernährung anschließt.

Der Sonderfall der Hüftgelenkarthrose

Die Arthrose des Hüftgelenks ist schwer beeinflußbar, die Erfolgsaussichten für eine Heilung sind in fortgeschrittenen Fällen gering. Dies hängt mit den anatomischen Verhältnissen des Hüftgelenks zusammen. Der Hüftkopf ist in der Blutversorgung ein Endstromgebiet. Deshalb sind auch nach Schenkelhalsbrüchen degenerative Veränderungen des Hüftkopfs eine häufige Komplikation. Zwar besitzt der Hüftkopf noch eine zusätzliche Blutversorgung über ein Band, das von der Hüftpfanne direkt zum Kopf zieht; ist jedoch die kleine Arterie dieses Bandes durch arteriosklerotische Veränderungen verschlossen, so erschwert dies die Versorgung des Hüftkopfs. Dieser Vorgang führt ebenfalls zu degenerativen Veränderungen im Sinne einer Arthrose und macht die schlechte Beeinflußbarkeit durch Ernährungsmaßnahmen verständlich. Gerade bei Hüftgelenksarthrosen ist deshalb frühzeitige und strenge Ernährungsbehandlung erforderlich.

Das arthrotische Gelenk muß geschont werden

Leider wird den an Arthrose Erkrankten häufig geraten, viel zu gehen und das befallene Gelenk intensiv zu gebrauchen. Begründet wird der Rat mit dem falschen Hinweis, damit sei einer Versteifung entgegenzuwirken. Wer sich daran hält, ist schlecht beraten. Die Schmerzen nehmen zu, und die Krankheit verschlimmert sich rasch. Reizzustände treten auf, die erst nach längerer Ruhe wieder abklingen. Obwohl der Kranke selbst merkt, daß er durch Ruhe Besserung erreicht und Belastung die Beschwerden verschlimmert, zwingt er sich zum Laufen, um der vermeintlichen Versteifung zu entgehen. Je mehr das Gelenk geschont wird, desto geringer ist die Gefahr der Versteifung! Leider hat sich das bislang kaum herumgesprochen.

Dem unglückseligen Ratschlag, ein arthrotisches Gelenk viel zu bewegen, liegt ein Mißverständnis zugrunde. Die absolute Ruhigstellung eines gesunden oder kranken Gelenkes im Gipsverband widerspricht der Gelenkfunktion. Gelenke brauchen den Reiz der Bewegung. Durch absolute Ruhigstellung versiegt die Gelenkschmiere, die Muskeln verkümmern, die Sehnen verkürzen sich, und nach kurzer Zeit kommt es

zur Versteifung. Dies gilt im besonderen Maße für kranke Gelenke.
Aus der Tatsache, daß völlige Ruhigstellung dem Gelenk schadet, darf jedoch nicht der Schluß gezogen werden, intensive Bewegung sei vorteilhaft. »Viel gehen« ist nicht das Gegenteil von Ruhigstellung. Letzten Endes entscheidet immer der Erfolg. Der Kranke tut also gut daran, auf seinen »inneren Arzt« zu hören. Dieser sagt ihm, daß vermehrte Belastung dem Gelenk schadet, Schonung aber Vorteil bringt.

Das künstliche Gelenk

Bei fortgeschrittenen Fällen schwerer Hüftgelenksarthrose ist eine Operation zu erwägen, bei der das gesamte Hüftgelenk durch eine künstliche Plastikprothese (Endoprothese) ersetzt wird. Viele Patienten sind danach zunächst recht zufrieden. Da für eine endgültige Beurteilung, ob die Prothese sich auch über längere Zeiträume bewährt und mit welchen Spätfolgen zu rechnen ist, noch keine genügenden Erfahrungen vorliegen, ist der Eingriff vor allem bei jüngeren Patienten zunächst wohl besser zu unterlassen.

Arthritis und Polyarthritis: die entzündlichen Gelenkerkrankungen

Die Erfolgsaussichten der Behandlung von entzündlichen Formen sind geringer als bei der Arthrose. Ist die Krankheit einmal ausgebrochen, kommt die Ernährungsumstellung für eine Heilung meist zu spät. Dies gilt zumindest für die bösartige Form, die sogenannte primär chronische Polyarthritis. Sie wird so bezeichnet, weil sie kein akutes Stadium hat, sondern von Anfang an schleichend auftritt.

Tierisches Eiweiß schadet

Bei allen Gelenkentzündungen — vor allem aber bei der primär chronischen Form — sollte, abgesehen von den angegebenen Ernährungsmaßnahmen, der Verzehr tierischen Eiweißes unterlassen werden. In vielen Fällen wird eine deutliche Besserung erst dann erreicht, wenn der Kranke im Rahmen der vitalstoffreichen Vollwertkost jedes tierische Eiweiß streng meidet. Dazu zählen nicht nur Fleisch und Wurst, sondern auch Milch, alle eiweißhaltigen Milchprodukte wie Quark und Käse, Fisch und Eier, nicht aber Butter.
Dennoch ist die Ursache rheumatischer Erkrankungen nicht auf die einfache, oft von Anhängern vegetarischer Ernährung gebrauchte Formel zu bringen, der Fleischgenuß sei an allem schuld. Die kritische Beobachtung zeigt, daß unter den Arthritis- und Arthrosekranken ausgesprochene Fleischesser nicht häufiger anzutreffen sind als bei Menschen, die wenig Fleisch konsumieren. So erkranken zum Beispiel Metzger, die üblicherweise relativ viel Fleisch und Wurst essen, seltener an rheumatischen Erkrankungen als Bäcker. Daraus läßt sich allerdings nicht ableiten, daß der Fleischgenuß vor Rheuma schütze und deshalb zu empfehlen sei. Diese Erscheinung läßt sich einfacher damit erklären, daß Metzger durch den erhöhten Fleischgenuß zwangsläufig weniger raffinierte Kohlenhydrate zu sich nehmen. Unter Metzgern findet man im Durchschnitt weniger Liebhaber von Kuchen und Süßigkeiten als unter Bäckern.
Dies steht nicht im Widerspruch zu der Feststellung,

daß der Verzehr von tierischem Eiweiß bei Menschen, die durch die denaturierte Zivilisationskost geschädigt sind, zusätzliche Nachteile mit sich bringt. Besonders deutlich kommt dies bei den Erkrankungen der Bewegungsorgane zum Ausdruck.

Herde und Störungsfelder

Bei den entzündlichen Gelenkerkrankungen spielen Herde und Störungsfelder eine wichtige Rolle. Am häufigsten sind kranke Zähne und Mandeln schuld. Man hat sich früher vorgestellt, von einem plombierten Zahn gelangten wie von einem Herd aus Bakterien in die Blutbahn und würden in den Körper verstreut. Dieser Theorie steht entgegen, daß man in den Gelenken nie verstreute Bakterien fand. Man nimmt deshalb an, daß es sich mehr um eine allergische Reaktion auf die von den Herden ausgestreuten Bakterientoxine handelt.
Die Entdeckung des sogenannten Sekundenphänomens durch das Ärztebrüderpaar Hunecke weist auch auf Einflüsse auf dem Wege über das vegetative Nervensystem hin. Spritzt man nämlich ein örtliches Betäubungsmittel an die Wurzel eines kranken Zahns und unterbricht dadurch die Leitungsbahn, kann in derselben Sekunde der Schmerz in einem entfernt liegenden Gelenk schlagartig verschwinden. Diese augenblickliche Wirkung ist weder mit bakterieller Streuung noch mit allergischen Vorgängen zu erklären, sondern allein mit einer Einwirkung über das Nervensystem. Aus diesem Grunde spricht man auch besser nicht von Herden, sondern von Störungsfeldern.
Als Störungsfelder kommen tote, wurzelbehandelte Zähne in Frage. Im Röntgenbild ist zwar feststellbar,

ob ein Zahn wurzelbehandelt ist, nicht aber, ob ein Zahn laufend krankhafte Stoffe in den Körper abgibt. Weil die primär chronische Polyarthritis so schwer zu beeinflussen ist, sollten tote Zähne so früh wie möglich entfernt werden, und zwar unabhängig vom Röntgenbefund. Nach der Entfernung der Zähne ist jedoch nicht mit einer schlagartigen Besserung des Leidens zu rechnen. Die Aussichten für einen günstigeren Verlauf über längere Zeiträume hinweg steigen dagegen. Demgegenüber haben die Gaumenmandeln entgegen der verbreiteten Meinung als Herd oder Störungsfeld nur geringe Bedeutung. Daß ihre operative Entfernung nicht zu empfehlen ist, wurde im Kapitel »Erkältungskrankheiten« näher ausgeführt.

Die Arzneibehandlung

Als wichtige zusätzliche Behandlungsmethode stehen zahlreiche Arzneimittel zur Verfügung. Ihre Wirkung kann entzündungshemmend oder schmerzstillend sein, manche dämmen den allergischen Prozeß ein, aktivieren das Bindegewebe und steigern die allgemeine Widerstandskraft.

Besondere Erwähnung verdienen auch hier die homöopathischen Arzneimittel, die individuell ausgewählt werden müssen. Die Nebennierenrindenhormone bringen hervorragende Linderung, bewirken leider aber auch keine Heilung. Bei ausreichender Dosierung können sämtliche Beschwerden fast über Nacht verschwinden. Wird das Medikament wieder abgesetzt — dies darf nur langsam, nicht schlagartig geschehen —, so zeigt es sich, daß die Krankheit unverändert vorhanden ist, wenn sie sich nicht gar verschlimmert. Die anfängliche Begeisterung über diese »Wundermittel«

hat sich deshalb schnell gelegt. Trotzdem sind sie beim Kupieren von Schüben eine große Hilfe für den Augenblick.

Kneippsche Anwendungen

Entgegen der üblichen Meinung ist bei allen entzündlichen rheumatischen Erkrankungen das kalte Wasser viel hilfreicher als das warme Bad. Kurze kalte Güsse auf warme Glieder sollen dem Körper nicht Wärme entziehen, sie bezwecken vielmehr das Gegenteil: die Bildung von vermehrter Eigenwärme. (Siehe auch Kapitel »Erkältungen«.) In Frage kommen die kalte Ganzwaschung, Wechselunterschenkelbäder, Knie-, Schenkel- und Armgüsse. Werden die Maßnahmen richtig durchgeführt, muß sich der Kranke nach der Anwendung warm fühlen.

Angst vor dem kalten Wasser

Die Angst vor dem kalten Wasser bei »Rheuma« hängt damit zusammen, daß tatsächlich die meisten Rheumakranken auf Kälteeinwirkung, bei der ihnen Wärme allmählich entzogen wird, eine deutliche Verschlimmerung ihrer Beschwerden verspüren. Die Abkühlung durch Luftzug, durch Sitzen in kalten Räumen, durch zu lange kalte Bäder, durch Verdunstungskälte beim Schwitzen, durch nasse Füße oder sonstige Durchnässung duldet keinen Vergleich mit Kneippschen Heilmaßnahmen. Diese Vorurteile und Fehlvorstellungen stellen leider ein ernstes Hindernis für die erfolgreiche Behandlung dar.
Die Behandlung rheumatischer Erkrankungen durch Bäder ist so bekannt, daß sie hier nicht besonders er-

läutert werden muß. Dasselbe gilt für die Massage, die Verspannungen löst, lockernd und durchblutungsfördernd wirkt und drohenden oder bestehenden Versteifungen entgegenwirkt.

Auch die gute Wirkung von feuchtheißen Packungen, Auflagen und Wickeln, Teilbädern mit und ohne Zusätzen und Einreibungen aller Art bedarf wohl ebenfalls keiner Erklärung. Besonders zu empfehlen ist wegen seiner hervorragenden schmerzlindernden, durchblutungsfördernden und entzündungshemmenden Wirkung der Heublumensack. Seine Zubereitung und Anwendung sind einfach.

Heublumen sind in Reformhäusern erhältlich. Man füllt sie in einen Leinensack von etwa 30 × 40 cm und näht ihn zu. Ein großer Kochtopf wird zu einem Drittel mit Wasser gefüllt. Den Sack legt man auf ein Sieb, damit er nicht mit dem Wasser in Berührung kommt. Das Wasser wird erhitzt, die Dämpfe strömen in den Sack ein. Der feuchtheiße, mit Dampf durchzogene Sack wird dann so heiß, wie es der Patient vertragen kann, um das Gelenk gelegt, mit Tüchern gut umwickelt und abgedeckt, damit er möglichst lange heiß bleibt. Bei richtiger Zubereitung und Anwendung bleibt er etwa eine 3/4 Stunde warm. Die Auflage kann täglich 2—3 mal wiederholt werden. Da sich die ätherischen Öle schnell verflüchtigen, sollte der Sack nach etwa 10maliger Benützung neu gefüllt werden.

Die Gicht

Auch die Gicht gehört zu den ernährungsbedingten Krankheiten. Sie geht stets mit einer Erhöhung des Harnsäuregehalts im Blut einher. Die Diagnose »Gicht« ist daher nur erlaubt, wenn der Harnsäurege-

halt tatsächlich erhöht ist. Im Laufe der letzten Jahrzehnte sind die Harnsäurewerte gegenüber früher stark gestiegen. Einer der Gründe dafür ist der gegenüber früher weitaus höhere Anteil tierischer Nahrungsmittel in der heutigen Zivilisationskost.
Die Harnsäure ist ein Endprodukt des Eiweißstoffwechsels, insbesondere des Purinabbaus. Purine stammen vorwiegend von Zellkernen. Deshalb führt der Verzehr von inneren Organen wie Leber und Nieren, die besonders zellreich sind, zur Erhöhung der Harnsäure im Blut und Urin und ist somit für Gichtkranke besonders nachteilig.
Zweifellos spielen aber bei der Entstehung der Gicht außer dem Fleischgenuß noch andere Faktoren eine Rolle. So ist bekannt, daß der Mangel an B-Vitaminen zu Störungen im Eiweißstoffwechsel in Form vermehrter Harnsäurebildung führt. Außerdem macht sich der Vitalstoffmangel der Zivilisationskost in gleichem Maße im Kohlenhydrat- und Fettstoffwechsel bemerkbar. Dieser Tatbestand erklärt die Zunahme der Gichterkrankungen parallel zu den anderen ernährungsbedingten Krankheiten.
Kommt es zu einer plötzlichen Ausfällung von Harnsäurekristallen in Gelenknähe, bezeichnet man dies als Gichtanfall. Am häufigsten wird das Grundgelenk befallen, aber auch jedes andere Gelenk ist in Gefahr. Vor allem am äußeren Rand der Ohrmuschel lagert sich Harnsäure in Knoten ab. Die Gicht tritt aber nicht nur in Ablagerungen von Harnsäure im Bindegewebsapparat auf. Sie äußert sich auch als Migräne oder Hautausschlag. Nicht selten ist sie mit arthritischen und arthrotischen Veränderungen verbunden. Häufig wird die Gicht mit primär chronischen Gelenkentzündungen verwechselt, da diese oft zu starken Verdikkungen und Formveränderungen führen.

Kopfschmerzen und Migräne

Kopfschmerzen sind keine Krankheit; sie signalisieren nur eine. Es gilt also, bei jedem Kranken mit Kopfschmerzen nach der Grundkrankheit zu forschen, welche die Kopfschmerzen verursacht. Praktisch können bei jeder Krankheit Kopfschmerzen auftreten. So steht der Arzt bei jedem Kopfschmerzpatienten vor der schwierigen Aufgabe, den ganzen Menschen daraufhin zu untersuchen, auf welche Störung dessen Kopfschmerzen hinweisen. Es ist ausgeschlossen, alle in Frage kommenden Krankheiten aufzuzählen. Deshalb werden nur einige der wesentlichen Punkte angesprochen, die für jeden Kopfschmerzkranken gelten.
Ist der Kopfschmerz das Begleitsymptom einer fieberhaften Erkrankung oder einer sonst offenkundigen Krankheit, so stellt er kein besonderes Problem dar, da mit dem Abklingen der Krankheit auch die Kopfschmerzen verschwinden. Ganz anders liegt es aber mit Kopfschmerzen, die den Menschen scheinbar grundlos quälen. Jeder Kopfschmerz, der schon längere Zeit besteht, erfordert unter allen Umständen gründlichste Untersuchung, um beginnende ernste Erkrankungen auszuschließen. Dabei ist vor allem an Geschwülste (Tumore) und andere raumbeengende Prozesse im Schädelinnern zu denken, außerdem an Nierenerkrankungen, Blutkrankheiten und sonstige Erkrankungen innerer Organe, die keine örtlichen Beschwerden hervorrufen. Gefäß- und Kreislaufkrankheiten verursachen nur dann Kopfschmerzen, wenn der Kreislauf dekompensiert ist. So ruft hoher Blut-

druck allein beispielsweise keine Kopfschmerzen hervor, solange der Kreislauf im Gleichgewicht ist.
Erkrankungen dieser Art müssen entsprechend behandelt werden. Scheiden sie als Grundübel aus, geht die Suche weiter. Als nächstes sollten Krankheiten im Bereich des Kopfes in Betracht gezogen werden. Die Augen müssen auf Kurz- oder Weitsichtigkeit oder auf unterschiedliche Sehschärfe der beiden Augen überprüft werden. Bei älteren Menschen kann sich vor allem beginnender grüner Star durch Kopfschmerzen ankündigen. Chronische Katarrhe der Nase und ihrer Nebenhöhlen kommen in Betracht; auch tote Zähne, die selbst keine Beschwerden bereiten. Besonders häufig sind Kopfschmerzen bei Erkrankungen des Gewebes der Halswirbelsäule, wobei mit der Halswirbelsäule nicht die einzelnen Wirbel gemeint sind, sondern das gesamte, die Wirbelsäule bildende Gewebe, die Muskeln, Bänder, Sehnen, Bindegewebe, die Gelenke, Gefäße und Nerven. Diese Art von Kopfschmerzen gehen häufig vom Nacken aus und sind oft mit Kreuzschmerzen kombiniert; nicht selten sind sie schon morgens beim Erwachen vorhanden. Einen Hinweis auf die Erkrankungsform geben oft auch gleichzeitige Beschwerden in anderen Bezirken des Bewegungsapparates, in Gelenken usw.
In all diesen Fällen ist ebenfalls die Behandlung der Grundkrankheit nötig. (Siehe das Kapitel rheumatische Erkrankungen.) Daneben empfiehlt sich unbedingt eine Auflockerungsbehandlung des Gewebes entlang der gesamten Wirbelsäule durch chiropraktische Maßnahmen und Massagen. Auf diese Weise gelingt es, auch hartnäckige Fälle dieser Kopfschmerzform in Ordnung zu bringen. Tritt dennoch kein voller Erfolg ein, liegt zusätzlich eine weitere Störung zugrunde, die aufzudecken ist.

Sind alle bisher erwähnten Komponenten berücksichtigt, entsprechend behandelt oder ausgeschlossen, so bleibt immer noch eine beträchtliche Anzahl von Kopfschmerzpatienten übrig, die mehr oder weniger häufig oder ständig mit Kopfschmerzen zu tun haben und bei denen der Kopfschmerz das alleinige Symptom ist. Bei dieser Gruppe finden sich stets *Fehler in der Lebensführung* als Erklärung für die Kopfschmerzen. Bei einem Teil dieser Kranken verschwinden die Kopfschmerzen, wenn die gröbsten Fehler in der *Ernährung* abgestellt werden, ein Zeichen dafür, daß sich Vitalstoffmangel auch als Kopfschmerz äußern kann. Eigentlich verwundert diese Feststellung nicht, ist doch der Kopfschmerz das allgemeinste und häufigste Warnsignal überhaupt.

Zusätzlich spielen die gefäßaktiven Stoffe des *Kaffees* und *Tees* bei Entstehung und Erhaltung des Kopfschmerzes eine wichtige Rolle. Solange diese Patienten nicht auf den Genuß von Kaffee und Tee verzichten, können sie nicht damit rechnen, je ihre Kopfschmerzen loszuwerden. Es ist deshalb unbedingt nötig, sie über die gefäßaktive Wirkung dieser Getränke zu unterrichten. Im Kapitel »Kreislaufstörungen« ist darüber ausführlich berichtet.

Bekanntlich ist beim Entstehen von Kopfschmerzen das vom vegetativen System gesteuerte Gefäßsystem wesentlich beteiligt. Ein Teil der auftretenden Kopfschmerzen kann daher als Ausdruck von Kreislaufstörungen oder, allgemeiner ausgedrückt, von vegetativen Regulationsstörungen angesehen werden. Deshalb sind Kopfschmerzen häufig Begleiterscheinungen bei allen Arten von Funktionsstörungen.

Gerade die Kopfschmerzkranken, die durch Kaffee und Tee vorübergehende Erleichterung verspüren, sollten diese Genußmittel meiden. Die augenblickliche

Besserung der Kopfschmerzen ist nämlich ein direkter Hinweis darauf, daß die Gefäße der Betreffenden auf Kaffee und Tee empfindlich reagieren. Wer keine negative Reaktion dabei spürt, braucht sich das Vergnügen nicht zu versagen. Das soll ausdrücklich betont werden, um Mißverständnisse von vornherein auszuschließen: Kaffee und Tee erzeugen nach ihrem Genuß natürlich nicht jedesmal Kopfschmerzen; eher ist das Gegenteil der Fall. Allenfalls könnte regelmäßiger Genuß über lange Zeit hinweg eine vegetative Regulationsstörung hervorrufen, die sich unter anderem in Kopfschmerzen äußern kann.
Mit einem Verbot von Kaffee und Tee ist genausowenig zu erreichen wie mit Verboten anderer schädlicher Gewohnheiten. Denn ein Kranker läßt von seinen Gewohnheiten erfahrungsgemäß niemals nur deshalb ab, weil der Arzt sie ihm verbietet. Allein die Einsicht, daß zur Besserung seiner Krankheit der Verzicht auf die liebgewordenen Schädlichkeiten nötig ist, kann ihm helfen. Der Betroffene hat dann immer noch die Freiheit zu entscheiden, ob ihm Freiheit von Beschwerden den Verzicht von Kaffee und Tee wert ist oder ob er seinen Gewohnheiten zuliebe ab und zu Kopfschmerzen in Kauf nehmen will. Je mehr Erkenntnisse er über diese Zusammenhänge erwirbt, umso mehr engt sich allerdings sein Freiheitsspielraum ein, gegen Grundgesetze der Schöpfung zu verstoßen; denn das geschieht meist nur aus Unkenntnis.
Für das Rauchen gelten ähnliche Gesichtspunkte; es ist aber als Nebenursache für Kopfschmerzen viel seltener als Kaffee und Tee. Rauchende Männer haben relativ selten Kopfschmerzen, wie überhaupt Männer als vegetativ weniger empfindliche Organismen auch weniger an Kopfschmerzen leiden als Frauen. Diese weniger gut ausgebildeten Warnsysteme führen bei

Männern auf der anderen Seite zu einer geringeren Lebenserwartung. Bei vegetativ labilen Frauen dagegen kann die Zigarette, vor allem im Verein mit Kaffee und Tee, wesentlich zum Entstehen von Kopfschmerzen beitragen.

Als dritte Komponente finden sich bei diesen Kopfschmerzformen neben falscher Ernährung und dem Konsum von Genußmitteln *vermehrte Spannungen* im Leben. Diese spannungsbedingten Kopfschmerzen treten in zwei Formen auf:

als häufige *»gewöhnliche Kopfschmerzen«* und

als Anfälle, die in regelmäßigen oder unregelmäßigen Abständen den Kranken überfallen, der sogenannten *Migräne*.

Die nicht migräneartig auftretenden spannungsbedingten Kopfschmerzen können andauern oder auch nur zeitweise, länger oder kürzer, anhalten. Nicht selten kann der Kranke selbst feststellen, daß sich nach einem bestimmten Ereignis jedesmal Kopfschmerzen einstellen; bei Spannungszuständen, die sich über längere Zeit hinziehen — seien es berufliche Überlastungen, Eheprobleme oder sonstige Belastungen —, ist oft ein direkter Zusammenhang nicht erkennbar. Der Kranke berücksichtigt deshalb seine Lebensverhältnisse häufig nicht ausreichend als Ursache seiner Kopfschmerzen.

Die klassische Form des spannungsbedingten Kopfschmerzes ist die *Migräne*. Unter Migräne werden alle Kopfschmerzen zusammengefaßt, die in Anfällen auftreten. Es handelt sich also hierbei genausowenig um eine selbständige Krankheit wie bei anderen Kopfschmerzen. Das Besondere der Migräne ist nur ihr eigentümlicher Ablauf in Form plötzlicher Entladung. Da sie mit Kopfschmerzen anderer Art viele gemeinsame Ursachen hat, kommen bei Migränekranken neben

den Anfällen auch »gewöhnliche« Kopfschmerzen vor. Der Migräne-Anfall überfällt den Kranken ohne sichtbaren äußeren Anlaß plötzlich wie ein Blitz aus heiterem Himmel. Meist ist nur eine Kopfseite betroffen. Die Seiten können bei den einzelnen Anfällen wechseln, bei manchen Betroffenen während eines Anfalls. Zum Migräne-Anfall gehören auch Sehstörungen, Übelkeit und Erbrechen, das manchmal den Anfall beendet. Das Allgemeinbefinden ist derartig gestört, daß der Kranke seinen täglichen Pflichten nicht mehr nachkommen kann. Zwischen den einzelnen Anfällen kann völliges Wohlbefinden herrschen.
Der Migräneanfall ist einem Gewitter vergleichbar. Dem Gewitter geht eine elektrische Aufladung der Atmosphäre voraus. Die Entladung ist das Gewitter; danach ist die Atmosphäre wieder spannungsfrei — bis zum nächsten Gewitter. Der Vergleich erleichtert auch das Verständnis für manche Eigentümlichkeiten der Migräne. Ist der Anfall bereits im Gange, so gelingt es genausowenig, seinen Ablauf aufzuhalten, wie das beim Gewitter möglich wäre, ehe die verschiedenen Ladungen der aufeinandertreffenden Wetterfronten ausgeglichen sind. Wollte man ein Gewitter verhüten, so müßte man die vorausgehende elektrische Aufladung verhindern. Wollte man einem Migräneanfall vorbeugen, so müßte man die Spannungen in der Zeit vor dem Anfall verhüten oder wenigstens verringern. Daraus wird klar, daß die Behandlung der Migräne während des Anfalls ohne Erfolg bleiben muß. Die Behandlung hat in der Zwischenzeit zu erfolgen. Der Erfolg einer ursächlichen Migränebehandlung läßt sich daran ablesen, daß die Abstände zwischen den Anfällen immer größer werden und die Anfälle an Heftigkeit abnehmen, bis sie allmählich überhaupt nicht mehr auftreten.

Der Vergleich eines Migräneanfalls mit einem Gewitter drängt sich noch aufgrund einer anderen Beobachtung auf. Bei der Aufzeichnung der elektrischen Hirnströme im Elektroenzephalogramm (Hirnstromkurve) zeigen sich bei manchen Migränekranken ähnliche Abweichungen der Stromkurven wie bei der Epilepsie. Es spielen sich also tatsächlich auch bei diesen Erkrankungen meßbare Vorgänge im elektronischen Bereich ab. Der Unterschied zwischen Migräne und Epilepsie besteht allein darin, daß sich das vegetative Gewitter in verschiedenen Organbezirken abspielt.
Im allgemeinen gilt die Migräne als unbeeinflußbar und deshalb als unheilbar. Dies trifft aber nur auf den Versuch zu, den eigentlichen Anfall mit schmerzlindernden und spannungslösenden Mitteln zu behandeln. Während des Anfalls kommt man damit stets zu spät. Die Erfahrung lehrt, daß es sich nicht um einen richtigen Migräneanfall handeln kann, wenn er durch lindernde Medikamente zu beeinflussen ist.
Die Bekämpfung aller Arten von Kopfschmerzen mit schmerzbetäubenden Mitteln in Form von Tabletten, Zäpfchen oder Spritzen stellt keine Heilbehandlung dar; sie bringt nur Linderung für den Augenblick. Da die Ursachen dabei unberücksichtigt bleiben, werden die Verhütung von Rückfällen und die Heilung eines chronischen Kopfschmerzleidens damit niemals möglich. Die Linderung von Kopfschmerzen mit Hilfe von Tabletten sollte nur Notbehelf bleiben, ähnlich dem Griff zur Schmerztablette, wenn ausgerechnet am Sonntag Zahnschmerzen auftreten und der Zahnarzt keine Sprechstunde hat.
Die Heilbehandlung der Kopfschmerzen wird, das muß klar ausgesprochen werden, durch Betäubungsmittel behindert; ganz besonders gilt das für die Migräne. Die meisten Kopfschmerzmittel enthalten nämlich

Coffein, haben also eine ähnliche Wirkung wie Kaffee oder Tee. Aus der Krankengeschichte vieler Patienten, die seit Jahren an Kopfschmerzen leiden, geht eindeutig hervor: Sie nehmen im Laufe der Zeit immer häufiger Tabletten, die Schmerzanfälle aber werden nicht seltener, sondern nehmen zu. Die Frage ist, ob der Kranke immer öfter Tabletten schluckt, weil er häufiger Kopfschmerzen bekommt, oder ob die Abstände wegen seines steigenden Tablettenkonsums kürzer werden. Der größte Nachteil einer »Behandlung« mit Tabletten ist darin zu sehen, daß die Bekämpfung der wahren Ursachen unterbleibt. Denn für den Augenblick kann sich der Kranke selbst helfen. Diese »Hilfe« geht jedoch auf Kosten seiner Gesundheit; denn die eigentliche Krankheit breitet sich weiter aus. Schmerztabletten müssen deshalb während der Behandlungszeit unbedingt abgesetzt werden. Das ist die Voraussetzung für jeden Erfolg.

Migräne ist heilbar

Der Ablauf des echten Migräneanfalls ist nicht zu beeinflussen. Die Migräne aber läßt sich mit Sicherheit verhüten, wenn alle Behandlungsanweisungen genau befolgt werden. Das bedeutet: *Die Migräne ist heilbar,* auch wenn sie noch so lange bestand und die Anfälle noch so heftig auftreten und auch wenn sie seit Generationen in der Familie zu Hause ist. Aus der Tatsache, daß die eigene Mutter an Migräne litt, leiten migränekranke Frauen oft den falschen Schluß ab, Migräne sei erblich und müsse als unabwendbares Schicksal angenommen werden. Die Krankheit selbst ist nicht erblich; erblich allein ist die spezifische Art, auf Widrigkeiten des Lebens und auf Fehler in der Lebensführung zu reagieren. Gegen Migräne muß man etwas tun. Beim Senkfuß zum Beispiel leuchtet es jedem ein. Der Senkfuß ist nicht erblich, aber die Anlage zur Bindegewebsschwäche; also muß der Bindegewebsschwache durch Spezialtraining dafür sorgen, daß er keinen Senkfuß bekommt. Ähnlich ist es beim Migränekranken. Mehr als die meisten anderen Menschen hat er sich an die Regeln gesunder Lebensführung zu halten und kann nicht ungestraft Lebensprobleme ungelöst lassen.

Durch Migräneanfälle wird ein deutliches Alarmsignal gegeben, wird auf Lebensfehler aufmerksam gemacht. Migräne bekommt daher nur derjenige, mit dem es die Schöpfung gut meint; denn sie will ihn damit auf den richtigen Weg führen. Ist das Ziel erreicht, hat die Krankheit ihren Sinn erfüllt, und die Migräne kann ausbleiben. Übrigens leiden auch nur die Menschen an Migräne, die besonders sensibel reagierende Warnanlagen besitzen. Ihre Reizschwelle liegt ganz einfach niedriger als normalerweise. Das hat für den einzelnen nur Vorteile; denn er ist stärker als andere gezwungen, vernünftig zu leben. Auch für die nachfolgenden Generationen wird sich dieser Zwang vorteilhaft auswirken.

Migränekranke fühlen sich häufig überfordert, nicht nur im Beruf, oft auch vom Leben ganz allgemein. Aber nicht jeder läßt sich vom Leben überfordern. Viele Menschen, die den Anforderungen des Lebens nicht gewachsen sind, glauben, mehr Verantwortung als andere tragen zu müssen, und können die Grenzen ihrer Pflichten nicht weit genug stecken. Die Doppelbelastung Haushalt-Beruf, mit der Frauen fertig werden müssen, erklärt ihren relativ hohen Anteil an den Migränekranken. Aber auch hier sind es die besonders Ehrgeizigen, die Verantwortungsbewußten, die sich wie aus einem inneren Zwang heraus selbst überfordern.

Ähnlich wie zum Sich-Ärgern stets zwei gehören, einer, der ärgert, und einer, der sich ärgern läßt, gehören auch zum Sich-Überfordernlassen stets einer, der überfordert, und einer, der sich überfordern läßt. Das Problem läßt sich nicht immer auf diesen einfachen Nenner bringen. Zumindest wird damit aber deutlich, daß manche als unabänderlich hingenommenen Gegebenheiten bei anderer Grundeinstellung doch nicht hingenommen werden müßten. Eine überforderte Sekretärin schiebt dem Chef die Verantwortung mit der Behauptung zu, daß er eine bestimmte Leistung verlange. Damit ist aber nicht die Frage beantwortet, was geschähe, wenn die Sekretärin nur die Leistung erbrächte, zu der sie tatsächlich fähig ist. Sie ist felsenfest davon überzeugt, daß ihr der Chef sofort kündigen würde, wenn sie sich nicht überfordern ließe; oder sie glaubt, sie sei es ihrem guten Ruf schuldig, so viel zu leisten, wie »die anderen« von ihr fordern, und nicht so viel, wie sie zu leisten fähig ist. Wagt sie es, darin bestärkt von ihrem Arzt, ihren Fähigkeiten entsprechend zu arbeiten, bewahrheiten sich ihre Befürchtungen in der Regel nicht. Der Chef entläßt sie nicht, und sie wird auch nicht als minderwertig eingeschätzt. Die Verhältnisse waren also gar nicht unabänderlich, es schien nur so. Dieses Erfolgserlebnis wird oft zum Ausgangspunkt dafür, auch andere falsche Auffassungen über Bord zu werfen.

Ohne eigene Bereitschaft keine Überforderung: Dem Migränekranken ist jedes Mittel zur Leistungssteigerung recht, auch die Stimulierung durch Kaffee und Tee. Weil sich der Kranke dadurch angeregt fühlt, glaubt er, mehr leisten zu können als ohne Kaffee oder Tee. Dies ist aber eine Täuschung. Wenn die anregen-

de Wirkung nach kurzer Zeit nachläßt, fühlt er sich noch müder, und schon wird der drohende Leistungsabfall erneut mit einem Aufputschmittel auszugleichen versucht. Da das aber nicht mehr Kraft bringt, sondern sie durch Wegfall der Müdigkeit nur vortäuscht, sind Tee oder Kaffee die besten Mittel, um eine zunehmende Leistungsminderung zu erzielen. Rechnet man gleichzeitig den nachteiligen Einfluß der gefäßaktiven Stoffe des Kaffees und Tees dazu, wird der Entstehungsmechanismus der Migräne bei derartigen Voraussetzungen deutlich.
Schließlich gibt es noch Migränefälle, die nicht spannungs-, sondern vorwiegend ernährungsbedingt sind. Etwa ein Drittel aller Migräne-Patienten verliert allein durch strikte Vermeidung von Fabrikzucker ohne sonstige flankierende Maßnahmen seine Anfälligkeit. Da aber nicht von vornherein klar ist, wer in diese Gruppe gehört, ist die Vermeidung von Fabrikzucker generell anzuraten.
Für den Kranken mit spannungsbedingten Kopfschmerzen ist es besonders wichtig, die eigene Leistungsfähigkeit zu steigern, weil sich manche Probleme dadurch vereinfachen. Nichts eignet sich bekanntlich zur Erreichung optimaler Leistungsfähigkeit besser als eine vollwertige Ernährung. Damit bin ich wieder beim Thema: Auch bei spannungsbedingten Kopfschmerzen ist auf diese Kostform nicht zu verzichten. Vollkornbrot, Frischkornbrei, ein gewisser Frischkostanteil und lebendige Fette sollten die Pfeiler sein, auf denen das Ernährungsgebäude ruht; dazu kommt die Vermeidung von Auszugsmehlprodukten, Fabrikzucker, toten Fetten und Konserven. Zur Schonung des Kreislaufs ist es häufig auch wichtig, weniger tierische Produkte zu verzehren und Kochsalz zu meiden.

Fassen wir die notwendigen Behandlungsmaßnahmen zusammen:

1. Das wichtigste ist, dem Patienten zunächst die Erkenntnis zu vermitteln, daß die Erkrankung lebensbedingt und nur zu heilen ist, wenn die Bereitschaft besteht, die Belastungen abzubauen, die zur Migräne oder zu Kopfschmerzen führten. Sobald die Spannungsursachen im einzelnen bekannt sind, müssen die Wege besprochen werden, die eine Änderung der Situation ermöglichen. Das erfordert Zeit und Geduld. Denn der Kranke kann nicht von heute auf morgen seine bisherige Lebensauffassung über Bord werfen.
2. Kaffee, Tee und Nikotin vermeiden!
3. Die Basis der Ernährung sollte Vollwertkost sein.
4. Anstelle lindernder Kopfschmerztabletten ist eine arzneiliche Behandlung mit homöopathischen Mitteln angezeigt, durch die der Heilungsvorgang sinnvoll unterstützt werden kann.
5. Wie bei fast allen Kopfschmerzen kann die Massage von Rücken und Nacken und zusätzlich eine chiropraktische Behandlung sinnvoll sein.
6. Physikalische Maßnahmen sind natürlich immer hilfreich. Ableitende Kneippsche Anwendungen in Form von Wechselunterschenkelbädern, morgendlichen Waschungen, Güssen und kurzen kalten Armbädern sind angezeigt. Zur Nachbehandlung oder bei Besserung ist die Sauna als bestes Gefäßtraining sehr zu empfehlen. Näheres darüber bei der Behandlung der Kreislaufkrankheiten.

Man sollte sich eines merken: Eine Maßnahme allein reicht zur Heilung nie aus; in der sinnvollen Kombination des jeweils Nötigen und in der Anpassung an die individuellen Besonderheiten jedes einzelnen Menschen liegt der Schlüssel zur Heilung.

Frauenkrankheiten

Bekanntlich gibt es keine Männerärzte, sondern nur Frauenärzte. Daraus ließe sich der Schluß ableiten, der Schöpfer habe Männer mit immer gesunden Geschlechtsorganen ausgestattet, während ihm dies bei Frauen nicht glückte. Da diese Annahme selbstverständlich unzutreffend ist, erkrankt ein Mann also aus anderen Gründen seltener als eine Frau daran; vom unterschiedlichen anatomischen Bau dieser Organe und ihren verschiedenen Funktionen jedenfalls hängt es ohne Frage nicht ab. Auch gebären Frauen seit jeher die Kinder; somit ist es ebenfalls unwahrscheinlich, daß die immer häufiger auftretenden Frauenkrankheiten allein auf den Fortpflanzungsvorgang zurückzuführen sind. Falls häufigere Geburten wirklich mit vermehrten Krankheiten der weiblichen Geschlechtsorgane in Zusammenhang zu bringen wären, müßten Unterleibserkrankungen früher bei Frauen häufiger gewesen und bei der ständig abnehmenden Zahl der Geburten immer seltener geworden sein. In Wirklichkeit ist das Gegenteil der Fall. Welche Gründe gibt es dafür?

Offenbar besteht ganz im Gegenteil ein Zusammenhang zwischen zahlreichen Frauenkrankheiten und dem Umstand, daß Geburten seltener werden. Als Beispiel können die Myomerkrankungen der Gebärmutter gelten. Ein Myom ist eine gutartige Geschwulst der Gebärmuttermuskulatur. Statistische Erhebungen sprechen dafür, daß ein Myom um so häufiger auftritt, je weniger Schwangerschaften eine Frau durchgemacht hat. Je mehr Kinder eine Frau also geboren hat, um so geringer ist für sie die Gefahr, an einem Myom zu erkranken. Dieser Vorgang ist biologisch einfach zu erklären: Die Wand der Gebärmutter besteht aus Muskulatur; während der Schwangerschaft geht ein starkes Wachstum der Gebärmutter normalerweise mit einer ebenso starken Vermehrung der Muskulatur einher, weil sie bei der Geburt zur Austreibung des Kindes benötigt wird. Bleibt die Schwangerschaft aus, kommt auch die Gebärmutter nicht zu der ihr angeborenen physiologischen Entwicklung. Das selbständige Wachstum der Gebärmutterwand in Form des Myoms kann gewissermaßen als natürlicher Ausgleich dafür angesehen werden, daß die Gebärmutter durch das Ausbleiben einer Schwangerschaft an ihrem normalen Wachstum gehindert wird.

Zweifellos spielen alle Manipulationen zur Verhütung von Geburten eine wesentliche Rolle beim Entstehen von Frauenkrankheiten. Auf die Unterleibsorgane wird größtenteils nicht direkt eingewirkt, sondern auf dem Umweg über das vegetative Nervensystem. Nachteilige Folgen machen sich deshalb in der Hauptsache nicht an den Geschlechtsorganen bemerkbar. Sie führen vielmehr zu Funktionsstörungen anderer Organe, vor allem des Herzens. Die Beteiligung der Geschlechtsorgane ist nur eine Nebenerscheinung.

Damit kommen wir bereits an den Kernpunkt der Frage, wo die Ursachen für die heute so außerordentlich häufigen Frauenkrankheiten liegen. Sie sind zum größten Teil im strengeren Sinne keine Erkrankungen des Unterleibs; die Funktionsstörungen der Geschlechtsorgane sind vielmehr meist nur eine Teilerscheinung einer Störung des übrigen Organismus. Neben dem Herzen und dem Kopf sind die Unterleibsorgane die sensibelsten Körperteile der Frau. Sie können sich sozusagen »aus Sympathie« an jeder anderen Erkrankung mitbeteiligen. »Aus Sympathie« heißt, daß die innige Verknüpfung gerade dieser Organe über das sympathische Nervensystem erfolgt.

Wenn Frauen ihren eigenen Körper schädigen

Die Frau ist Trägerin der Fortpflanzung. Aus biologischer Sicht bedeutet dies: von der Natur aus ist alles darauf angelegt, die für die Erhaltung der Art notwendigen Vorgänge mit allen Mitteln zu schützen und abzusichern. Bei jedem Eingriff in den Organismus der Frau — von welcher Seite auch immer — treten in einer viel intensiveren Weise als beim Mann die Alarm- und Warnsignale in Tätigkeit. Dabei ist es — wiederum biologisch gesehen — kein Zufall, daß sich an diesen Protestreaktionen auch der Unterleib der Frau beteiligt. Auch wem die Bedeutung der Warnungen zunächst nicht verständlich ist, dem soll deutlich gemacht werden, daß der Schaden nicht nur das Einzelindividuum trifft, sondern auch das Weiterbestehen der Art gefährdet. So betrachtet erscheint es sogar äußerst sinnvoll, daß jede Frau, die ihren eigenen Körper schädigt, durch Beschwerden an den Fortpflanzungsorganen an ihre Verantwortung für die nachfolgenden Generationen gemahnt wird. In logischer Konsequenz dieser Überlegung möchte man sogar wünschen, daß manchen Frauen die Fähigkeit zur Fortpflanzung verlorenginge, damit deren Nachkommen nicht die Folgen ihrer gesundheitsschädlichen Lebensweise büßen müssen. Insofern bedeutet der gewollte und ungewollte Rückgang der Geburtenzahlen in den zivilisierten Völkern vom biologischen Standpunkt aus eine sinnvolle Maßnahme, weil dadurch der Anteil der Bevölkerung von der Fortpflanzung ausgeschlossen wird, der keine gesunde Nachkommenschaft gewährleisten kann.

Mit der Perfektionierung der Geburtenverhütung wird dieser Vorgang nur beschleunigt. Das Problem der Empfängnisverhütung betrifft vorwiegend die Psyche. Die Entdeckung der chemischen Geburtenverhütung durch die »Antibabypille« ist Ausdruck der naturfernen Geisteshaltung der verantwortlichen Wissenschaftler und generell der Industriegesellschaft. Im Mittelalter wäre es bei uns nicht möglich gewesen, die Menschen zur Einnahme von Verhütungspillen zu bewegen, da die geistige Haltung der damaligen Zeit eine derartige Manipulation nicht erlaubt hätte. So müssen auch die Angehörigen der sogenannten »unterentwickelten« Völker erst für den Eingriff in die Naturgesetze, wie es die Verhütungspille darstellt, reif gemacht werden.

Inwiefern trägt die Geburtenverhütung nun zur Entstehung von Frauenkrankheiten bei? Über die Spätfolgen hormoneller Verhütung kann noch wenig ausgesagt werden, weil sie noch nicht lange praktiziert wird. Halten wir uns an das, was wir heute bereits wissen. Durch die Einnahme von Hormontabletten wird die normale Eireifung im Eierstock unterdrückt. Die sogenannte Abbruchblutung nach Absetzen der Pille ist keine echte Periode, also kein Zeichen, daß ein Ei zwar gereift ist, aber nicht befruchtet wurde. Sie ist vielmehr eine auf künstlichem Wege durch Hormongaben eingeleitete Blutung. Die Schwangerschaft wird also verhütet, indem die Tätigkeit des Eierstocks unterbunden wird. Durch die künstlich zugeführten Hormone täuscht man eine normale Periode nur vor. Selbst wenn die Tablette keine direkt nachweisbaren Veränderungen hervorriefe, so stellt sie doch einen

Eingriff in die natürlichen Abläufe des Eierstocks dar, der für die Frau als geistig-seelisch-leibliches Wesen nicht bedeutungslos sein kann. Inwieweit diese Bedenken durch die Vorteile aufgehoben werden, daß die ständige Angst vor einer Schwangerschaft wegfällt, ist schwer zu beurteilen.
Bis heute gibt es keine Methode der Geburtenverhütung, die ideal und frei von Nachteilen ist. In jedem Fall treffen die Nachteile allein die Frau. Ob örtliche chemische oder mechanische Manipulationen vorgenommen werden, immer besteht die Möglichkeit, daß dadurch die Geschlechtsorgane erkranken. Aus diesem Grunde sind alle mechanischen Einlagen in die Gebärmutter abzulehnen, da sie unweigerlich schwere chronische Organerkrankungen hervorrufen. Die Anwendung des Gummischutzes durch den Mann bringt zwar für die Frau keine Nachteile, dafür schafft sie erhebliche psychologische Probleme. Diese können stärker, als viele Männer es ahnen, die zwischenmenschliche Beziehung erschweren. Es gibt auch keine verläßliche Methode, vor, während oder nach dem Verkehr (Spülen, Salben oder sonstiges), der die sensible Frau aus urinnerstem Empfinden nicht ablehnend gegenüber stünde und die nicht irgendwie als entwürdigend empfunden würde. All diese letzten Endes widernatürlichen Methoden müssen zwangsläufig tiefere Rückwirkungen auf das eheliche Zusammenleben haben, als man sich gemeinhin klarmacht. Betroffen ist jedoch stets nur die Frau. In besonderem Maße gilt dies für die am häufigsten geübte Verhütungsmethode, für den vorzeitig unterbrochenen Geschlechtsakt. Daß die gesundheitsschädlichen Folgen dieses Koitus interruptus wenig bekannt sind, zeigt sich unter anderem an der Einstellung vieler Frauen dazu. Man kann den Sexualverkehr mit den Vorgängen bei einem Ge-

witter vergleichen, bei dem die elektrische Aufladung zur Entladung drängt. Nach der Entladung ist die Atmosphäre spannungsfrei. Unterbleibt aber die elektrische Entladung, bleiben auch die Spannungen zurück. Kommt es bei der Frau nicht zum Orgasmus, so entladen sich die zurückbleibenden Spannungen anschließend gewissermaßen in Form einer krankhaften Störung. Da das vegetative System mit jedem Körperteil in Verbindung steht, kann sich dieser unnatürliche Ablauf als funktionelle Störung an jedem Organ auswirken.

Ist die Frau durch diese Behinderung natürlicher Abläufe krank geworden, so wird häufig die Krankheit zum Grund weiterer Schwangerschaftsverhütung. Da die Zusammenhänge selten erkannt werden, wird die Verhütung fortgesetzt, und da sie fortgesetzt wird, bleibt die Frau krank, und so fort. Es ist auch für den Arzt schwierig, diese Kette durch gut gemeinte Ratschläge zu unterbrechen; denn die Frau fordert zuerst ihre völlige Gesundung, ehe sie das »Wagnis« einer Schwangerschaft auf sich nehmen will. Auch der Ehemann ist meist dieser Ansicht.

Die Zahl der Ehen, in denen vor Erfindung der chemischen Verhütungsmittel während der gesamten Zeit der weiblichen Geschlechtsreife diese Form der Verhütung getrieben wurde, lag bei etwa 80 Prozent. Dementsprechend lag auch die Zahl der frigiden Frauen bei 80 Prozent. Es braucht sicher nicht viel psychologischer Spezialkenntnisse, um zu begreifen, daß die Natur auch gegen diese unnatürliche Verhaltensweise einen Ausweg weiß: Sie läßt das natürliche Geschlechtsempfinden der Frau erlöschen.

Es entsteht die sexuelle Unerregbarkeit, als Gefühlskälte oder Frigidität bezeichnet. Da dieser Zustand häufig nicht ausreicht, um den geschlechtlichen Voll-

zug zu verhindern, entsteht an Stelle sexueller Gleichgültigkeit häufig eine Abneigung, ja Abscheu und Ekel gegen den Geschlechtsakt. Erst diese folgerichtige Abwehrmaßnahme schützt die Frau vor einer Art von Verkehr, der ihr doch nicht das bringt, was von Natur aus vorgesehen ist. Die Natur erlaubt den Vollzug des Aktes nicht allein als Lusterlebnis, ohne daß auch die ursprünglich damit fest gekoppelten Folgen der Zeugung in Kauf genommen werden müßten. Jede Überlistung der Natur in diesem ernsten Punkt, der, biologisch gesehen, den Fortbestand der Art garantieren soll, wird also irgendwie geahndet.
Das Wissen um diese Zusammenhänge läßt nun die Antibabypille vom psychologischen Standpunkt in günstigstem Licht erscheinen, denn alle diese Nachteile fallen bei ihrer Benützung weg. Dafür bestehen die erwähnten anderen Bedenken. Bei der Verwendung der Antibabypille im außerehelichen Verkehr hat der Wegfall der Angst vor einer möglichen Schwangerschaft dagegen eine Sittenverwilderung zur Folge, die ganz in den Rahmen der sowieso schon bestehenden Tendenz paßt, um den Preis des technischen Fortschritts ethische Gesichtspunkte hintanzustellen.
Selbstverständlich darf aus dem Hinweis auf die Nachteile der verschiedenen Verhutungsmethoden nicht der Schluß gezogen werden, daß die Lösung des Problems in der Propagierung einer unbeschränkten Kinderzahl läge. Daß dieser Weg heute nicht mehr gangbar ist, liegt auf der Hand. Es ist daher ein Kompromiß zu suchen, der für die Frau die geringste Gesundheitsgefährdung auf seelischem, geistigem und körperlichem Gebiet darstellt.
Grundsätzlich ist die Beachtung der natürlichen fruchtbaren bzw. unfruchtbaren Tage (nach Ogino-Knaus) am vernünftigsten. Wenn die Periode sehr re-

gelmäßig ist, bietet die Vermeidung des Verkehrs in den fruchtbaren Tagen eine weitgehende Sicherheit vor einer unerwünschten Schwangerschaft. Auch bei sehr unregelmäßiger Periode besteht theoretisch derselbe Grad von Sicherheit; nur sind es weniger Tage, an denen eine Empfängnis unmöglich ist. Je unregelmäßiger die Periode, desto kürzer der Zeitraum.
Eine Empfängnis ist bekanntlich nur möglich, wenn der Eierstock ein reifes Ei ausgestoßen hat. Da die Befruchtungsfähigkeit dieses Eis auf wenige Tage beschränkt ist, gibt es zwischen zwei Perioden stets auch nur wenige Tage, an denen die Möglichkeit einer Empfängnis besteht. Die einzige Schwierigkeit liegt darin, diese Tage mit völliger Sicherheit vorauszubestimmen. Der Follikelsprung, durch den das Ei aus dem Eierstock ausgestoßen wird, findet zwar ohne Ausnahme stets vierzehn Tage vor der nächsten Periode statt. Verlief das bisher regelmäßig, ist dieselbe Regelmäßigkeit auch weiterhin zu erwarten. Nur gibt es keine Garantie dafür. Die Periode kann ausnahmsweise auch einmal zu einer anderen als der erwarteten Zeit eintreffen; denn der Mensch ist ein lebendiges Wesen und keine vorprogrammierte Maschine.
Unter Berücksichtigung dieser Tatsachen läßt sich der Termin der unfruchtbaren Tage folgendermaßen errechnen: Der Eisprung liegt 14 Tage vor dem zu erwartenden 1. Tag der kommenden Periode. Zur Sicherheit sind noch zwei Tage vor und nach dem Stichtag zuzurechnen, außerdem sind noch je zwei Tage für die Lebensfähigkeit des männlichen Samens und des Eis hinzuzuzählen. Praktisch ergibt sich daraus folgende Regel, die auch die unregelmäßigen Perioden miterfaßt: Vom längsten Abstand werden 12, vom kürzesten 18 Tage abgezogen. Bei völlig regelmäßiger Periode fallen der längste und kürzeste Abstand zusammen; er

beträgt z. B. bei 29tägigem Rhythmus eben 29. In diesem Fall errechnen sich die unfruchtbaren Tage wie folgt: 29 — 18 = 11 und 29 — 10 = 19, d. h. zwischen dem 11. und 19. Tag, vom 1. Tag der Periode an gerechnet, besteht die Möglichkeit der Empfängnis, an den anderen Tagen aber nicht. Nehmen wir im zweiten Beispiel an, im Lauf der letzten Jahre habe bei einer Frau der Abstand der Perioden zwischen 22 und 32 Tagen geschwankt, so ergeben sich mit Sicherheit als unfruchtbare Tage (22 — 18 = 4 und 32 — 12 = 20) nur die ersten 4 Tage und die Zeit vom 20. Tag ab. Gerechnet wird immer vom 1. Tag der Periode an. Falls die Periode selbst 5 Tage dauern würde und bereits am 22. Tag die nächste einsetzen könnte, wäre also in diesem Fall überhaupt kein sicherer unfruchtbarer Tag übrig. Falls aber die Periode in diesem Abschnitt tatsächlich erst am 32. Tag einsetzte, ist vom 20.—32. Tag keine Empfängnis möglich. Voraussetzung für die Benutzung dieser Methode ist eine mindestens einjährige Vorbeobachtung mit genauer Notierung der Termine, um über den Grad der Regel- bzw. Unregelmäßigkeit orientiert zu sein, da sie für die Berechnung notwendig ist.

Die Berücksichtigung der unfruchtbaren Tage erlaubt es, daß sich der Verkehr wenigstens ab und zu in natürlicher Weise ohne Angst und ohne die Nachteile von Verhütungsmitteln vollziehen kann. Wenn besonders ängstliche Naturen sich noch mehr absichern wollen, so stehen ihnen die anderen Methoden als zeitweilige Ergänzung zur Verfügung. Da wir sahen, daß die Gefahren aller Verhütungsmethoden in ihrer regelmäßigen Anwendung über lange Zeit liegen, werden die Nachteile um so geringer, je mehr abgewechselt wird. Bei kurzfristiger Anwendung verschiedener Methoden, die auch zwischendurch den Raum für na-

türlichen Vollzug lassen, engt sich die Möglichkeit einer Gesundheitsschädigung immer mehr ein.
Nicht in der Häufigkeit, sondern in der Seltenheit der Schwangerschaften liegen, wie erläutert wurde, Krankheitsursachen bei einer Frau. Aber heute leben wir in einer Zeit, in der auch die seltenen Schwangerschaften eine weitaus größere Gesundheitsgefährdung bedeuten als die vielen Schwangerschaften in früherer Zeit. Die Frau hat als Trägerin der Fortpflanzung biologisch bedeutungsvollere und wichtigere Aufgaben als der Mann zu erfüllen. Sie reagiert daher auch auf schädliche Einflüsse, die ihre Gesundheit und damit auch die der kommenden Generationen bedrohen, besonders empfindlich. Die Warnsignale auftretender Krankheitserscheinungen setzen sie eher in die Lage, sich vor Gefahren zu schützen, als dies der Mann tun kann.
Wie die Schwangerschaft ist auch der Geburtsverlauf ein Gradmesser für die vorangegangene richtige oder falsche Lebensführung. Bei allen im Freien lebenden Tieren bedeutet die Fortpflanzung keine Gefährdung des Einzelindividuums; daher ist auch der normale Verlauf des Geburtsaktes absolut garantiert. Erst bei den domestizierten Tieren beginnt die Geburt eine Bedrohung darzustellen. Sie kann unter Umständen nur mit fremder Hilfe durch den Menschen gefahrlos für Mutter und Junge ablaufen. Die Kühe sind ein Beispiel dafür. Bei domestizierten Tieren ist die gesicherte Fortpflanzung nicht mehr gewährleistet; ohne Hilfe des Menschen wären sie zum Aussterben verurteilt. Diese Behinderung der Fortpflanzung ist der sicherste Ausgleichsmechanismus der Natur. Damit wird eine Vererbung ungünstiger Anlagen ausgeschaltet.
Legten wir diese biologischen Maßstäbe auch an den Menschen an, fiele das Urteil bestürzend aus. So über-

rascht es nicht, daß die meisten Frauen, die sich auch während der Schwangerschaft den üblichen zivilisatorischen Einflüssen, besonders der Ernährung, unterwerfen, keine komplikationslose Geburt mehr erleben. Den Geburtshelfern sind die Zusammenhänge zwischen zivilisatorischer Ernährung und diesen Geburtskomplikationen weitgehend unbekannt. Sie rechnen mit diesem unphysiologischen Ablauf einer heutigen Geburt, als wäre dies unabwendbar. Ohne Kenntnis der Zusammenhänge können sie auch keine hilfreichen Ratschläge zur Verhütung von Komplikationen bei der Geburt geben. Wollte ein Ernährungsfachmann sie zur Verhinderung dieser Mißstände darauf aufmerksam machen, so scheiterte ein solcher Versuch bereits im Vorfeld; denn der Spezialist, der auf seinem Teilgebiet vollkommen sein mag, glaubt fälschlicherweise, auch auf anderen Gebieten »vollkommen« zu sein. Eine Belehrung eines Spezialisten durch einen anderen, der nicht auf dessen Fachgebiet, sondern auf einem anderen Spezialist ist, liegt für ihn nicht im Bereich der Möglichkeiten und wird aus Unkenntnis weder gewünscht noch erstrebt.

Die Spezialisten haben den Überblick verloren

Zwei Spezialisten verschiedener Fachrichtung sind anscheinend nicht mehr imstande, miteinander ins Gespräch zu kommen. Der Mensch wird nicht mehr als Ganzes gesehen. Die Tragik dieser Entwicklung spiegelt sich in dem unglücklichen Schicksal von Millionen zivilisierter Frauen, die keine Ahnung haben, daß bereits ein Minimum an Wissen von biologischen Gesetzen sie vor Unglück und Krankheit bewahren könnte.

Die Warnung der Natur, die durch die Komplikationen bei Geburten besonders deutlich wird, bleibt unbeachtet, weil sie nicht als Warnsignal erkannt wird. Aber selbst wenn sie erkannt würde, gäbe es keine Abhilfemaßnahmen, weil die Ursachen für den Spezialisten nicht klar zu Tage treten. Das Tragische dieser Entwicklung ist darin zu sehen, daß es eine Frau für völlig ausgeschlossen hält, der Frauenarzt könnte über die Bedeutung der Ernährung während der Schwangerschaft nicht genügend unterrichtet sein. Sie vertraut ihm als dem »Fachmann« auch in Ernährungsfragen, obwohl er darin gar kein Fachmann ist.
In der Praxis wirkt sich das so aus, daß in vielen Entbindungsanstalten von vornherein davon ausgegangen wird, daß bei einer Geburt künstliche Hilfe nötig sei. Das Unheil fängt schon mit der theoretischen Festlegung des Geburtstermins an. Obwohl der errechnete Termin nur ein grober Anhaltspunkt ist, sind viele Kliniken dazu übergegangen, an dem Tag des voraus bestimmten Termins die Geburt künstlich mit wehenerzeugenden Medikamenten einzuleiten, falls die Geburt an diesem Tag nicht von selbst beginnt. Kaum eine Geburt beginnt jedoch zum errechneten Termin. So erscheint vom »wissenschaftlich exakten« Standpunkt aus die künstliche Einleitung bei jeder Geburt sogar berechtigt.
Eine künstlich eingeleitete Geburt läuft nicht physiologisch, also nicht normal ab. Sie beginnt zu einem widernatürlichen Zeitpunkt, der nicht dem Rhythmus der Natur entspricht. Ein Stuhlgang, der erzwungen werden soll zu einem Zeitpunkt, an dem der Darminhalt noch nicht tief genug getreten ist, und an dem noch nicht die natürlichen Reflexe des Entleerungsdrangs vorhanden sind, hat trotz starken Pressens keinen Erfolg und erzeugt fehlerhafte Spannungen.

Ähnlich ist es bei einer zur Unzeit eingeleiteten Geburt. Die Folge dieses Eingriffs in Vorgänge, die von der Natur wunderbar geregelt sind: der weitere Geburtsverlauf muß mit Medikamenten künstlich gesteuert werden. Das bringt wiederum eine Reihe von Komplikationsmöglichkeiten mit sich. Die Dauer der Geburt wird dadurch künstlich beeinflußt und nicht dem Verhältnis von Kopfgröße und Weite der Geburtswege und auch nicht den individuell verschiedenen Gewebsverhältnissen angepaßt.

Nicht alle Frauen haben denselben Geburtsverlauf, auch wenn es sich um völlig gesunde Frauen von Naturvölkern handelt. Der Versuch, dies wie einen technischen Vorgang zu normen, widerspricht dem Wesen des Lebendigen. Bei künstlich eingeleiteten Geburten sind häufiger Kunsthilfen (Vakuumextraktion, Zange, Kaiserschnitt) nötig als bei spontan einsetzenden Geburten. Eine gewisse »Entschuldigung« für diese betrübliche Entwicklung liegt ohne Zweifel darin, daß tatsächlich die Geburten — auch ohne künstliche Einleitung — heute viel schwieriger und komplizierter verlaufen als früher. Daß die Ursache hierfür in der zivilisatorischen Mangelernährung und anderen Verstößen gegen eine gesunde Lebensführung liegt, habe ich wohl zur Genüge betont.

Der moderne Mensch kann sich somit auf die Urfunktionen, die seinen Bestand in dieser Welt sichern sollen, nicht mehr hundertprozentig verlassen. Das muß zwangsläufig zu einer Beeinträchtigung des Vertrauens in die Schöpfung führen, unabhängig davon, ob diese Zusammenhänge bewußt gesehen werden oder nicht.

Die Zahl der Kranken, die unter einer unerklärlichen Angst leiden, nimmt ständig zu, etwa parallel zur Zunahme der Zivilisationskrankheiten. Es ist sicher kein

Zufall, daß die meisten davon Frauen sind. An dem Zusammenhang zwischen Angst und der Bedrohung des Urgrundes unseres Lebens, der mit ungenügendem Vertrauen zur Schöpfung gleichgesetzt werden kann, lassen Gespräche mit dem Kranken und bewußtmachende Methoden der Psychologie keinerlei Zweifel.

Es gibt keine Krankheit, die sich nicht auch in Unterleibsstörungen der Frau äußern kann. Für die Behandlung ist diese Feststellung von größter Wichtigkeit. In der Praxis bedeutet das: Eine isolierte Behandlung der Symptome, die neben anderen auch die Geschlechtsorgane betreffen, ohne Berücksichtigung der Grundkrankheiten, geht am Wesentlichen vorbei. Bei einem jungen Mädchen Störungen des Periodenrhythmus, die durch ein enttäuschendes Liebeserlebnis entstanden sind, mit Hormonen oder örtlichen Maßnahmen behandeln zu wollen, wäre sicher wenig sinnvoll und kaum erfolgversprechend. Es könnten vielmehr durch die Hormone oder örtliche Maßnahmen noch zusätzliche Störungen hervorgerufen werden. Das Mädchen hätte dann nicht nur mit seinem Kummer und den dadurch ausgelösten Funktionsstörungen, sondern dazu noch mit den durch die Fehlbehandlung entstandenen Schäden zu kämpfen.

Die dringend notwendige Miteinbeziehung einer Unterleibsstörung in die Gesamtuntersuchung und Gesamtbehandlung stößt leider heute auf fast unüberwindliche Schwierigkeiten. Fachärzte sehen den Menschen nicht mehr als lebendige Einheit. Die unheilvolle Spezialisierung macht sich auf keinem Gebiet stärker bemerkbar als auf dem der Frauenkrankheiten. Seitdem es Frauenärzte gibt, klammert der praktische Arzt in seinem Denken und Handeln alles aus, was den Unterleib betrifft; denn dafür ist der Spezialist zuständig, dem er die Patientinnen auch überweist. Meist geht die Kranke schon von vornherein mit den Störungen, die den Unterleib betreffen, zum Spezialisten. Dadurch hat sich allmählich die stillschweigende Übereinkunft ergeben, daß die Kranke dem Allgemeinarzt von Unterleibsbeschwerden gar nichts mehr erzählt und der Arzt diesen Körperteil in der Untersuchung ausläßt, weil er sozusagen nur dem Spezialisten »gehört«. Die Folge davon: der Arzt hat durch die systematische Ausklammerung dieses Gebietes sowohl in der Diagnostik wie in der Behandlung keine Erfahrung mehr und fühlt sich immer unsicherer. Daß diese unheilvolle Entwicklung zum Schaden der Patientinnen und des Ärztestandes gereicht, wird nur von wenigen erkannt.

Für den einzelnen Arzt ist es schwer, sich dieser Entwicklung zu widersetzen. Trotzdem ist das erforderlich. Vor allem der praktische Arzt ist berufen, die verlorene Einheit wiederherzustellen, indem er die Frau als ganze Person sieht und alle ihre Störungen, also auch die des Unterleibs, in seine Betrachtung und Behandlung mit einbezieht. Dies gereicht nicht nur seinen Patientinnen zum Vorteil, sondern hebt auch das verlorengehende Ansehen des praktischen Arztes, an dessen Einbuße er selbst mit Schuld trägt. Dem Facharzt bleibt trotzdem noch genug zu tun übrig.

Bei Erkrankungen, die Operationen und chirurgische Eingriffe nötig machen, wirden Spezialisten benötigt. Sehen wir aber vom Krebs ab, der frühzeitigste Operation erfordert, bleiben verhältnismäßig wenig Fälle übrig, bei denen operative Behandlung unumgänglich ist. Die meisten Erkrankungen, seien sie entzündlicher Art, seien es Verlagerungen oder funktionelle Störungen, lassen sich durch innere Behandlungsmaßnahmen günstiger und erfolgreicher beeinflussen.

Als Beispiel ein Fall: Ein 17jähriges Mädchen kommt wegen eines Ausschlags auf der Oberlippe, der schon seit über einem Jahr fachärztlicher Behandlung widersteht, in meine Sprechstunde. Der nähere Anlaß ist der Rat zu einer Unterleibsoperation wegen Gebärmutterverlagerung. Es bestand bei der Patientin auch eine Stuhlverstopfung. Da diese auf Behandlung mit Abführmitteln nicht reagiert und zugleich etwas Ausfluß bestanden hatte, war der Frauenarzt zu Rate gezogen worden, der eine Unterleibsoperation für dringend nötig hielt. Er begründete die Operation damit, daß die Gebärmutter auf den Mastdarm drücke und dadurch die Stuhlentleerung mechanisch behindert werde. Die Unterleibsuntersuchung ergab eine normal große und normal bewegliche Gebärmutter, die dem Mastdarm auflag, ein durchaus normaler Befund. Nach einer einzigen Beratung über Ernährung waren die Stuhlverstopfung, der Ausfluß und der Lippenausschlag verschwunden. Das Mädchen war vor einer unnötigen Operation bewahrt geblieben, und die seelische Belastung durch die Annahme, ein mißgebildetes Geschlechtsorgan zu haben, blieb ihr erspart.
Die Gebärmutter ist normalerweise nicht im kleinen Becken fixiert, sie ist lose an Bändern aufgehängt. In einer Schwangerschaft muß sie ja die nötige Bewegungsfreiheit haben, um mit ihrem obersten Teil bis zur Magengegend hinaufsteigen zu können. Diese große Beweglichkeit erklärt es auch, weshalb sie in allen möglichen Stellungen im Becken liegen kann, einmal mehr nach vorn, einmal mehr nach hinten geneigt. Würde man annehmen, daß sie normalerweise vorne liegt, dann wäre eine Rückwärtsneigung als krankhaft anzusehen, und umgekehrt. Da früher solche Vorstellungen bestanden, wurde auch oft von krankhafter Lage gesprochen. Daß die Lage ganz ohne Belang ist,

zeigt sich am einfachsten in der Schwangerschaft, in der die Gebärmutter von jeder Ausgangslage aus in den Bauchraum hochwächst. Wäre nach schweren Beckenentzündungen die Gebärmutter narbig an einem Nachbarorgan festgewachsen, könnte eventuell eine operative Loslösung notwendig sein, aber diese seltenen Fälle rechnen nicht zu angeborenen Verlagerungen. Sie sind Folgen einer vorausgegangenen anderen Erkrankung. Dasselbe gilt auch für die sogenannten Knickungen, die nichts Krankhaftes darstellen und deshalb auch keiner operativen Behandlung bedürfen.

Auch nur wenige Fälle von *Senkungen* erfordern eine Operation. Unter Senkung wird eine Vorwölbung der vorderen oder hinteren Scheidenwand oder ein Herabtreten der Gebärmutter verstanden. In einem leichten Grade haben viele Frauen, die geboren haben, eine »Senkung«, die aber weder Beschwerden macht noch operativ korrigiert werden müßte. Nur hochgradige Senkungen, die mit Beschwerden einhergehen (z.B. Unfähigkeit, das Wasser zu halten), werden am besten operiert, wobei die normalen anatomischen Verhältnisse einigermaßen wiederhergestellt werden.

Die konservative Behandlung mit Einlage eines Ringes ist nur als vorübergehender Notbehelf zu empfehlen. Ist die Senkung so beträchtlich, daß sie einer mechanischen Behandlung bedarf, ist die Operation das richtige Mittel. Der eingelegte Ring ist natürlich nie imstande, die überdehnten und schlaffen Gewebe wieder zu normalisieren, er kann nur die herabdrängenden Organe etwas zurückhalten; wird er wieder herausgenommen, ist der Zustand der alte. Der Ring verstärkt im Gegenteil noch durch die Spreizung der Scheidenwand die Überdehnung. Deshalb kommt er nur als Zwischenlösung bis zur Operation in Frage. Jahrelange Benützung eines Rings hat neben der Erzeugung von Entzündung und Druckstellen auch den Nachteil, daß dadurch der günstigste Termin der Operation versäumt wird und die Frauen nicht selten in ein Lebensalter kommen, in dem die Operation nicht mehr ratsam ist. So müssen sie schließlich den Ring bis an ihr Lebensende tragen, was um so lästiger wird, je älter die Frau ist.

Senkungen sind zumeist die Folge von Geburten, sind aber durch biologisch vollwertige Ernährung in der Schwangerschaft weitgehend vermeidbar. Bei richtiger Ernährung wird das Mißverhältnis zwischen der Kopfgröße des Kindes und den Geburtswegen vermieden; die Geburt verläuft dadurch leichter, und es kommt seltener zu Dammrissen. Werden diese durch Naht gut versorgt und erfolgt in den Wochen und Monaten nach der Geburt eine Bauchdecken- und Bekkenbodengymnastik anstelle der fehlerhaften Anlegung von Leibbinden, bleiben krankhafte Senkungen aus. Wenn alle diese Maßnahmen versäumt worden sind und es zu einer leichten Senkung gekommen ist, so können trotzdem noch viele Fälle durch gymnastische Maßnahmen so gebessert werden, daß keine Operation nötig ist. Die Übungen der Beckenbodengymnastik sind von der Patientin leicht zu lernen und dann ohne fremde Hilfe durchführbar. Auch die Massage nach Thure-Brand ist hilfreich. Wenn die Behandlung vorwiegend mit Gymnastik nicht zu spät beginnt und die Senkung nicht zu stark ist, sind damit so gute Erfolge zu erzielen, daß man von einer »Heilung« sprechen kann.

Streng zu trennen von echten Senkungen sind *Senkungsgefühle,* denen oft gar keine Senkung entspricht; sie bedürfen natürlich ebenfalls keiner Operation. Dabei ist auffallend, daß starke Senkungen oft keine Beschwerden machen, und daß bei normalen Verhältnissen oft Senkungsgefühle vorhanden sind. Auch hier bestätigt sich die immer wieder zitierte Regel, daß Formveränderungen der Organe wenig Beschwerden machen, während Funktionsstörungen stets mit Beschwerden einhergehen.

Ausfluß ist stets ein Zeichen für eine Erkrankung

Heute leiden so viele Frauen an *Ausfluß,* daß die Ansicht weit verbreitet ist, dies sei ein normaler Zustand. Das ist jedoch keineswegs der Fall! Ausfluß kann Begleiterscheinung einer anderen Unterleibserkrankung oder einer Erkrankung des übrigen Körpers sein. Gründliche Untersuchung der Unterleibsorgane und des ganzen Menschen und Aufdeckung der Ursachen sind zwingend erforderlich. Die Behandlung, die nur selten rein örtlich sein muß, richtet sich nach der Ursache und Grundstörung. Oft ist Ausfluß zum Beispiel mit Verstopfung kombiniert; wird diese wie erläutert behandelt, verschwindet meist auch der Ausfluß.
Auch *Störungen der Periode* sind meist Begleiterscheinungen ganzheitlicher Störungen. Ihre Behandlung darf daher ebenfalls nicht isoliert für sich ohne Berücksichtigung des gesamten Organismus erfolgen. Dies gilt sowohl für unregelmäßige wie für zu starke oder zu schwache Blutungen. Die Tatsache, daß die meisten Hormone heute künstlich hergestellt werden können, eröffnet die Möglichkeit, sie als Ersatz für mangelhafte eigene Erzeugung der gestörten inneren Drüsen zu nutzen. Daß ihre Benützung allerdings meist mehr Nachteile als Vorteile bringt, soll am Beispiel der ausbleibenden Periode gezeigt werden.
Wenn bei einem jungen Mädchen die Menstruation

monatelang ausbleibt — den Fall einer Schwangerschaft natürlich ausgeschlossen —, so ist es sehr einfach, durch ein entsprechendes Hormonpräparat eine künstliche Genitalblutung zu erzeugen. Dies ist aber ein »frommer Selbstbetrug«, da es sich hier nicht um eine echte Periode handelt, die durch Reifwerden eines Eies zustande gekommen ist, sondern um eine künstliche Blutung, die durch das zugeführte Hormon erzeugt ist.

Diese häufig geübte Behandlung wird damit begründet, daß man mit den künstlich zugeführten Hormonen den Eierstock zu eigener Tätigkeit anregen möchte. In Wirklichkeit tritt aber das Gegenteil ein: Nicht im Körper selbst erzeugte, sondern von außen zugeführte Hormone bremsen die Tätigkeit des Eierstocks und regen ihn nicht etwa an, wie man es gerne haben möchte.

Die Tätigkeit des Eierstocks wird durch Hormone der Hypophyse, der Hirnanhangdrüse, gesteuert. Die Hypophyse kann aber nicht unterscheiden, ob die im Blut vorhandenen Hormone des Eierstocks von ihm selbst stammen oder von außen zugeführt wurden. Sind sie vorhanden, wird die Absonderung des Hypophysenhormons, das den Eierstock anregt, gedrosselt. Dies bedeutet, daß das künstlich zugeführte Hormon genau das Gegenteil des eigentlich gewünschten Effekts erzeugt.

Ein weiterer Nachteil dieser Hormonbehandlung liegt darin, daß die Kranke, die von diesen Vorgängen nichts weiß, irrtümlich annimmt, die Blutung sei eine echte Periode. Sie hält ihre Störung für beseitigt und unternimmt daher nichts zur Behandlung der Grundstörung, die das Ausbleiben der Periode hervorgerufen hat. Erst wenn dann das Hormonpräparat ausgesetzt wird, merkt sie, daß die Störung gar nicht beseitigt ist. Grundsätzlich liegen bei den meisten Behandlungen mit Hormonen ähnliche Verhältnisse vor. Sie stellen eine Ersatz-, aber keine Heilbehandlung dar und machen die Drüsen faul, anstatt sie zu vermehrter Tätigkeit anzuregen. Bei der Einnahme von Hormonen über lange Zeiträume können dadurch nicht wiedergutzumachende Schäden hervorgerufen werden.

Krankhaft *starke Periodenblutungen* können auf eine Erkrankung der Gebärmutter hinweisen. Eine Untersuchung ist daher in jedem Falle unerläßlich. Besonders gilt es, in jedem Fall das Vorliegen eines Krebses auszuschließen, der als einziges Frühsymptom verstärkte oder unregelmäßige Blutungen aufweisen kann. Ist ein Krebs nachgewiesen, ist sofortige Operation notwendig. Auch das oben erwähnte Myom kann verstärkte Blutungen hervorrufen, vor allem dann, wenn die Muskelverdickung nicht im äußeren Wandbereich sitzt, sondern sich zur Lichtung hin entwikkelt. Da die Gebärmutter versucht, diesen Knoten als Fremdkörper abzustoßen, was natürlich nicht gelingt, treten in diesen Fällen leicht vermehrte Blutungen und auch wehenartige Beschwerden auf. Falls die Blutungen nicht beherrscht werden können, ist Operation angezeigt. Dasselbe gilt für sehr große Myome, die Verdrängungserscheinungen hervorrufen.

In den meisten anderen Fällen braucht ein Myom nicht operiert zu werden, da nie die Gefahr besteht, daß es bösartig wird. Myome machen häufig überhaupt nie Beschwerden und werden nur als Zufallsbefund entdeckt. Bei Frauen, die ihre Periode über das 50. Lebensjahr hinaus noch nicht verloren haben, findet sich oft ein Myom. Nachdem die Periode endgültig aufgehört hat, bilden sich die Myome, wenn sie nicht zu groß waren, von selbst wieder zurück.

Sind bei starken und unregelmäßigen Blutungen örtli-

che Erkrankungen der Unterleibsorgane ausgeschlossen, können die Blutungen der Ausdruck einer anderen Erkrankung des übrigen Körpers sein und müssen entsprechend behandelt werden.
Schmerzhafte Zustände während der Periode und Störungen des Allgemeinbefindens bei jungen Mädchen erfordern keine örtliche Behandlung. Schmerzbetäubungsmittel wirken nur lindernd und sind nicht imstande, dieselben Zustände bei der nächsten Periode zu verhüten. Hier hilft nur eine ganzheitliche Behandlung mit Aufspüren der jeweiligen Ursachen. Oft liegen sie in besonderen Lebensumständen. Dies kann sich u. a. daran zeigen, daß in den ersten Jahren die Periode schmerzlos und ohne Störung des Allgemeinbefindens verlief; erst von einer bestimmten Zeit an treten Schmerzen auf, die mit bestimmten Spannungen, die das Leben bringt, im Zusammenhang stehen können. Entsprechende Lebensberatung ist hier nötig.
Die Periodenstörung kann u. U. das einzige Symptom sein, mit dem sich eine Fehleinstellung zu allem, was mit Sexuellem direkt und indirekt zu tun hat, äußert. Nur wer über solche Zusammenhänge Bescheid weiß, wird sie erkennen und entsprechend behandeln können. Nichtwissen führt oft zu ungeeigneten Versuchen, durch operative Eingriffe, wie Dehnung des Gebärmuttermundes, die Schmerzen zu beseitigen. Diese örtlichen Behandlungen haben nur Nachteile, vorwiegend auf psychologischem Gebiet. Es wird dadurch nicht nur der Hinweis verkannt, daß die Patientin Lebensberatung nötig hat, sondern es werden durch den örtlichen Eingriff sogar noch zusätzliche seelische Schäden verursacht. Die dadurch versäumte richtige Weichenstellung kann den gesamten Ablauf des späteren Lebens nachteilig beeinflussen. Das wird oft erst in viel später erfolgenden Beratungen aufge-

deckt. Da sich in diesen Fällen fast immer Verspannungen des Gewebes im Kreuz finden, ist eine mehrmalige Massage dieser Gegend, 8—14 Tage vor der zu erwartenden Regel beginnend, notwendig und meist erfolgreich.
Was die Hormonbehandlung dieser Störungen betrifft, so gilt im grundsätzlichen dasselbe, was bei zu geringer Blutung schon ausgeführt ist. Dagegen ist eine arzneiliche Behandlung mit Arzneien natürlicher Herkunft, die die gestörte Regulation wieder ins Gleichgewicht zu bringen suchen, eine unentbehrliche Unterstützung. Am besten eignen sich hier homöopathische Arzneien, d. h. solche, die nach der Ähnlichkeitsregel ausgewählt sind.
Auch schmerzhafte Erkrankungen im Unterleibsgebiet außerhalb der Periodenzeit sind nicht selten. Sie brauchen nicht von der Erkrankung der Geschlechtsorgane herzurühren, da sich im Unterbauch außer diesen Organen auch noch der Enddarm, die Blase, Blut- und Lymphgefäße, Lymphknoten, das Bauchfell, die Beckenmuskulatur, Bänder und Bindegewebe und Nervengewebe als Ganglien und Nervenstränge befinden. Außerdem können krankhafte Veränderungen in der Umgebung der Lendenwirbelsäule und der Kreuzgegend schmerzhafte Ausstrahlungen in das kleine Becken hervorrufen, ähnlich wie mancher Beinschmerz (Ischias) von krankhaften Veränderungen im Wirbelsäulenbereich ausgehen kann. Eine Untersuchung der Geschlechtsorgane allein genügt daher nicht, wiederum ist auch bei diesen Erkrankungen der gesamte Mensch zu untersuchen. Störungen an anderen Organen und Körperteilen geben häufig rasch Aufschluß über die Ursachen und Zusammenhänge mit dem übrigen Organismus.

»Eierstockentzündung« gibt es nicht!

Häufig werden den Frauen die Schmerzen im Unterleib, die der Ausdruck dieser verschiedenartigsten Störungen sein können, mit dem Ausdruck »Eierstockentzündung« erklärt. Dieser unglückliche und streng genommen völlig falsche Ausdruck ist ein ungeeigneter Sammelbegriff für alle funktionellen Störungen an den inneren Geschlechtsorganen. Der Eierstock kann sich nicht entzünden. Zwar sind andere Erkrankungen möglich, die aber praktisch schmerzfrei sind. Selten kommt es auch zu Schmerzen bei der Ausstoßung des Eies aus dem Eierstock, dem sogenannten Follikelsprung, vierzehn Tage vor der Regelblutung; diese haben aber andere Hintergründe. Auch die meisten Eierstockgeschwülste sind — wie alle »organischen« Krankheiten — schmerzlos. Deshalb werden sie oft erst spät entdeckt und machen sich erst bemerkbar, wenn Funktionsstörungen auftreten. Entzünden können sich andere Organe im Unterleib: der Eileiter, die Gebärmutter und Scheidenschleimhaut, das Beckenbindegewebe, die Lymphknoten, das Bauchfell, aber nicht der Eierstock. Es ist wichtig, daß Frauen das wissen, damit sie sich mit dem unscharfen Sammelbegriff »Eierstockentzündung« nicht zufriedengeben.
Immer wieder werden *die Wechseljahre* als Ursache für die verschiedenartigsten Beschwerden angegeben, die nach Aufhören der Periode auftreten. Auch hier handelt es sich um einen Irrtum: Die Wechseljahre sind kein Krankheits-, sondern ein Zeitbegriff. Es ist der Lebensabschnitt, in dem die Frau nach Beendigung der Fortpflanzungsfähigkeit infolge Einstellung der Eierstocktätigkeit ein neues hormonelles und seelisches Gleichgewicht gewinnen muß. Dieser Übergang in den neuen Lebensabschnitt ist aber keines-

wegs zwangsläufig mit gesundheitlichen Störungen verbunden, genausowenig wie dies beim Übergang von der Säuglingszeit ins Kleinkindesalter oder vom Kind ins Erwachsenenalter in der Pubertätszeit der Fall zu sein braucht.

So wie die Kinderkrankheiten nicht mit den Kinderjahren zu erklären sind, können auch die Krankheiten nach dem Aufhören der Periode nicht mit den »Wechseljahren« erklärt werden. Dennoch werden fast alle Krankheiten der Frau, die vom 45. Lebensjahr ab auftreten, mit der Bemerkung »Es sind eben die Wechseljahre« abgetan. So kommt es zu derselben Verschleierung der wahren Krankheitsursachen wie bei den sogenannten Alters- und Verschleißkrankheiten. Mit ihnen haben die »Wechseljahre« gemeinsam, daß sie als unabwendbar und schicksalshaft angesehen werden und deshalb auch die Möglichkeit einer Vorbeugung überhaupt gar nicht in Erwägung gezogen wird. In Wirklichkeit gehören aber die meisten »Wechseljahrebeschwerden« ebenfalls zu den ernährungs- und lebensbedingten Zivilisationskrankheiten wie alle die anderen hier abgehandelten Krankheiten. Grundsätzlich besteht hier keinerlei Unterschied.

In den Wechseljahren ist die Zeit herum, die vergehen müßte, bis die zivilisatorischen Schädlichkeiten sich nach außen auswirkten. Der Ausbruch der Krankheitserscheinungen in den Wechseljahren ist dadurch erklärbar, daß der Austritt der Eierstöcke aus dem Konzert der inneren Drüsen vom Organismus eine Anpassung an die neuen hormonellen Verhältnisse erfordert. Infolge der jahrzehntelang vorausgegangenen, schädlichen zivilisatorischen Einwirkungen ist der Organismus dieser Umstellung nicht gewachsen: Es kommt zum Ausbruch der krankhaften Wechseljahrserscheinungen, die sich auf jedem Organgebiet äußern können. Bekanntlich erkranken in diesem Lebensabschnitt vor allem das Kreislaufsystem und die Bewegungsorgane. Für die Ursachen und die Behandlung gelten aber in den Wechseljahren im wesentlichen genau dieselben Grundsätze wie für die betreffenden außerhalb der Wechseljahre auftretenden Krankheiten.

Die Arzneibehandlung durch künstliche Zufuhr der ausgefallenen Eierstockhormone bringt zweifellos vorübergehend eine Linderung mancher subjektiv unangenehmen Beschwerden, vor allem der oft lästigen Hitzewallungen. Der Reklamefeldzug für die Dauereinnahme dieser Hormonpräparate hat sicher den erstrebten wirtschaftlichen Erfolg eingebracht; von einem gesundheitlichen Vorteil für die Frau kann auf die Dauer aber keine Rede sein. Denn an der hormonellen Umstellung kommt sie doch nicht vorbei, und ebensowenig kann sie die physiologischen Altersvorgänge durch künstliche Hormoneinnahmen aufhalten und damit die ewige Jugend erreichen. Es ist ein böser Trugschluß anzunehmen, daß nach Auftreten von Krankheiten durch Zufuhr künstlicher Hormone die langjährigen Fehler in der Lebensführung ungeschehen oder rückgängig gemacht werden könnten.

Aus der Kompliziertheit der inneren Zusammenhänge von Störungen der Unterleibsorgane der Frau mit dem Gesamtorganismus, die ich darzustellen versucht habe, sollte deutlich genug hervorgegangen sein, daß die Behandlung dieser Störungen mit besonders großer Verantwortung verbunden ist und daher in ärztliche Hand gehört. Auf der anderen Seite erschien es mir aber notwendig, zu Grundfragen kritisch Stellung zu nehmen, um der Frau damit das Rüstzeug für grundsätzliche Entscheidungen selbst an die Hand zu geben.

Asthma ist heilbar

Das Wort »Asthma« stammt aus dem Griechischen und bedeutet soviel wie Atemnot. Ein Mensch kann aus vielerlei Gründen in Atemnot geraten. So gibt es auch verschiedene Formen von Asthma. Die vermehrte Kurzatmigkeit beim Herzkranken, das »Herzasthma« zum Beispiel, ist eine zwangsläufige Ausgleichsmaßnahme des Organismus. Die verringerte Sauerstoffaufnahme durch ungenügenden Blutumlauf wird durch vermehrte Ventilation der Lungen ausgeglichen. Auch Verengungen der Blutgefäße sowohl im Körperkreislauf (dem großen Kreislauf) — ablesbar an erhöhtem Blutdruck — als auch im Lungenkreislauf (dem kleinen Kreislauf) führen zu Atemnot. Sie tritt vornehmlich bei körperlichen Anstrengungen auf. So können überhaupt alle Erkrankungen, die zu einer Verringerung der Sauerstoffübertragung führen, beispielsweise Blutarmut, zu vermehrter Kurzatmigkeit bei Anstrengungen führen. Die Behandlung dieses »Asthmas« deckt sich mit der Behandlung der Grundkrankheit. Von diesen Formen soll nicht die Rede sein. Hier geht es um »gewöhnliches« Asthma, das sogenannte Bronchialasthma, das in Form von kurzen Anfällen, als langdauernder Zustand oder häufig auch in Kombination beider Formen auftreten kann.

Asthma ist heilbar. In dieser Feststellung ist das ganze Asthmaproblem eingeschlossen. Asthma gilt nämlich noch immer als unheilbar. Die angebliche Unheilbarkeit des Asthmas behindert jeden Heilungsversuch und ist mitschuldig an der Behandlung des Asthmas mit untauglichen Mitteln. Mit den üblichen Mitteln ist Asthma tatsächlich unheilbar, weil sie nur auf die augenblickliche Linderung der Beschwerden ausgerichtet sind. Das schlimmste an dieser rein symptomatischen Behandlung: Es ist nicht nur keine Heilung zu erzielen, sie ist sogar ihrerseits der Grund dafür, daß das Asthma nicht heilen kann. Der Fall liegt ähnlich wie bei der Migräne und der Stuhlverstopfung. Solange die Behandlung der Migräne sich auf die Linderung oder Unterdrückung des bereits aufgetretenen Anfalls beschränkt, wird die Migräne nie geheilt werden, und solange der Verstopfte Abführmittel nimmt, ist an eine Heilung seiner Verstopfung nie zu denken.

Asthma hat nie nur eine Ursache

Wie bei jeder Krankheit ist auch *beim Asthma die Voraussetzung zur Heilung die Erkennung der Ursache.* Es müssen stets mehrere Komponenten zusammen wirken, damit Asthma entstehen kann. Das Asthma hat nie nur *eine* Ursache. Wenn dies auch grundsätzlich für alle Krankheiten gilt, so ist die Erkenntnis der Vielschichtigkeit des Asthmas doch von ausschlaggebender Bedeutung für jede erfolgreiche Behandlung. Vor allem zwei Komponenten wirken bei der Entstehung des Asthmas mit. Die eine ist eine allergische Reaktion, und die andere besteht darin, daß der Asthmatiker auf bestimmte Lebensumstände mit Spannung reagiert. Das Außerachtlassen einer der beiden Komponenten kann die Heilung verhindern. Eine weitere Schwierigkeit bei der Behandlung des Asthmas liegt darin, daß die Ursachen versteckter liegen als bei den meisten anderen Krankheiten. Nur bestimmte Persönlichkeiten können überhaupt an Asthma erkranken; es sind die Introvertierten. Das sind Menschen, die ihr Herz nicht auf der Zunge tragen, sondern alles, was sie erleben, mit sich selbst abmachen. Die nach innen gekehrte Geisteshaltung erschwert es diesem Typ, etwas nach außen abzureagieren, im Gegensatz zum extravertierten Charaktertyp, der mehr auf die Umwelt ausgerichtet ist. Damit ist schon ausgesprochen, daß Asthma eine vorwiegend spannungs- und lebensbedingte Krankheit ist.

Asthma ist eine Spannungskrankheit. Die Grundbehandlung muß daher auf eine Lösung der Spannungen auf geistigem und körperlichem Gebiet hinwirken. Die besondere Schwierigkeit liegt, wie bereits erwähnt, darin, daß der asthmatisch reagierende Mensch nicht imstande ist, auf Befragen irgendwelche Lebensprobleme als Ursache für seine Erkrankung anzugeben. Sie sind ihm als Problem keineswegs bewußt. In der Krankengeschichte von asthmatisch reagierenden Kindern finden sich zum Beispiel häufig Spannungen in der häuslichen Atmosphäre, Eheschwierigkeiten der Eltern, die nicht nach außen hin sichtbar zu sein brauchen, ein strenger oder überkorrekter Vater oder umgekehrt beim einzigen Kind eine übermäßige Zuwendung der Mutter, ohne daß diese echter Liebe zu entspringen braucht.

Die asthmatischen Reaktionen des Kindes auf solche Verhältnisse sind biologisch gesehen natürlich äußerst sinnvoll; sie sind Protest- oder Alarmsignale, die darauf aufmerksam machen sollen, daß in der Persönlichkeitsformung, also in der Erziehung, grundsätzliche Fehler unterlaufen.

Werden diese Zusammenhänge bei Kindern nicht erkannt, führt das notgedrungen bereits zu untauglichen Behandlungsmaßnahmen. Versagen übliche Asthmatabletten oder treiben sie das Kind in immer

schwereres Asthma hinein, wird häufig als letzter Ausweg die Verschickung in ein anderes Klima für richtig gehalten. Die Erfolglosigkeit der bisherigen Behandlung verleitet nämlich zu dem falschen Schluß, das *Klima* am Wohnort sei als Krankheitsursache heranzuziehen; das ist übrigens auch bei anderen Krankheiten stets ein Trugschluß. Das weist allein darauf hin, daß die wahren Ursachen des Leidens nicht erkannt worden sind. Wieso sollte der Kranke zunächst jahrelang im selben Klima gesund gewesen sein und nach seiner Gesundung in dem angeblich gefährlichen Klima beschwerdefrei bleiben, wenn eben dieses Klima als Krankheitsursache anzusehen wäre? Warum erkranken dann nicht auch andere Menschen an diesem Klima?
Ich erinnere mich eines eindrucksvollen Krankheitsfalls, der die Problematik deutlich macht. Ein sechsjähriges asthmakrankes Kind, bei dem alle einschlägigen Medikamente versagt hatten, wurde in ein Bad mit anderem Klima verschickt. Schlagartig war dort das Asthma verschwunden, und während des vierwöchigen Aufenthalts traten Anfälle auch nicht auf. Sofort nach der Heimkehr kehrte das Asthma zurück, und die Eltern entschlossen sich im nächsten Jahre, das Kind erneut ins Bad zu schicken, diesmal für ein Vierteljahr. Denn sie zogen aus der Besserung den Schluß, schuld am Asthma sei tatsächlich das Klima daheim. Und in der Tat: Das Kind blieb während des Vierteljahres im Bad wieder asthmafrei. Zu Hause trat das Asthma erneut in alter Stärke auf. Nachdem das Kind im dritten Jahr sechs Monate lang am Badeort asthmafrei geblieben war, entschloß sich der Vater auf ärztlichen Rat, sein Geschäft in den Badeort zu verlegen und mit der Familie dorthin umzuziehen. Womit niemand gerechnet hatte: Das Kind litt nach dem Umzug der Familie

an den Badeort auch dort wieder unter den Asthmaanfällen. Und als es später besuchsweise in seinen früheren Wohnort zurückkehrte — war es asthmafrei. Nicht der Klimawechsel hatte also die Besserung gebracht, sondern der *Milieuwechsel.* Die Ursache des Asthmas lag in der häuslichen Atmosphäre, im häuslichen »Klima«, in dem das Kind nicht frei atmen konnte.

Dieser Fall lehrt eines ganz deutlich: Die Besserung einer Krankheit durch Ortswechsel berechtigt nicht zu dem Schluß, daß Klimaänderung die Besserung gebracht hat. Der Wechsel der Gesamtsituation allein ist hilfreich. Hätten die Eltern gewußt, daß kindliches Asthma nie klimatisch bedingt ist, sondern daß die Ursachen im häuslichen Milieu und in der Ernährung zu suchen sind, wäre dem Vater die unnötige und kostspielige Geschäftsverlegung erspart geblieben. Dieses Beispiel ist nur eines von vielen. Bei den meisten kindlichen Asthmafällen werden in Verkennung der wahren Ursachen ähnliche Fehler begangen.

Beim Kind spielen Ernährungsfragen ebenso wie bei Erwachsenen eine wesentliche Rolle als Krankheitsursache. Dies gilt insbesondere für lymphatische Kinder, die häufig an sogenannten »Erkältungen«, also an Katarrhen der Luftwege leiden. Über das lymphatische Kind wurde in dem Kapitel »Erkältungskrankheiten« ausführlich berichtet. Natürlich führt nicht jeder Schleimhautkatarrh zur asthmatischen Reaktion, weder beim Kind noch beim Erwachsenen. Damit die Beengung der Luftwege durch die Schleimhautschwellung zum Asthma führt, muß noch eine besondere Art von Reaktion dazu kommen, eben die Krampfneigung und Allergie. Viele Menschen erkranken zwar häufig an Katarrhen der Luftwege, dennoch nie an Asthma. Und umgekehrt haben Asthmatiker nicht unbedingt eine Bronchitis nötig, um asthmatisch zu reagieren. Ist

bei Kranken aber das Asthma mit Bronchitis oder einem Katarrh der Luftwege vergesellschaftet, müssen bei der Behandlung beide Komponenten berücksichtigt werden. Es sind sowohl die Schleimhautentzündung wie die asthmatische Bereitschaft zu behandeln. Bei Kindern, die bei jedem Katarrh der Luftwege Asthma bekommen, genügt oft allein schon die Behandlung der Infektanfälligkeit, um auch das Asthma zu verhüten und damit zu heilen.
Die Behandlungsvorschriften sind im Kapitel über die sogenannten »Erkältungskrankheiten« besprochen. Auf die Vermeidung der Milch beim lymphatischen Kind, das zu Infekten neigt, sei nochmals besonders hingewiesen. Unter den Süßigkeiten, die zur Infektanfälligkeit beitragen, spielt beim Asthma Schokolade beziehungsweise Kakao eine besondere Rolle. Es gibt Kinder, bei denen diese Genußmittel Asthma erzeugen können. Amerikanische Kinderärzte haben hierauf besonders aufmerksam gemacht. Wird beim Kind die Infektanfälligkeit behandelt und beseitigt man gleichzeitig die häuslichen Spannungen oder die Erziehungsfehler durch Beratung der Eltern, ist jedes Asthma beim Kinde heilbar.
Auch die Vermeidung von antibiotischen Arzneimitteln bei einem fieberhaften Infekt ist aus den oben beschriebenen Gründen unbedingt erforderlich. Beim kindlichen und erwachsenen Asthmatiker ist die Beachtung dieser Vorschrift aus zwei Gründen besonders wichtig.

Fieber bei Asthma nicht unterdrücken!

Einmal hat die Erfahrung gezeigt, daß Fieber beim Asthma eine besondere Heilwirkung entfaltet. Daraus

hat sich die Heilbehandlung des Asthmas mit künstlichem Fieber entwickelt, die in manchen Fällen gute Erfolge bringt. Die Beseitigung des Fiebers, das eine der wirksamsten Abwehrmaßnahmen des Körpers ist, durch antibiotische Arzneimittel ist daher im Falle des Asthmas besonders nachteilig.
Der zweite Grund, weshalb von der Anwendung von Antibiotika bei Katarrhen der Luftwege abzuraten ist: Kranke, die noch nie Asthma hatten, begannen nach der Behandlung einer Bronchitis mit Antibiotika darunter zu leiden. Diese Fälle widerstehen einer Behandlung besonders hartnäckig. In noch stärkerem Maße gilt diese Warnung für Kranke, die bereits an Asthma leiden, und zwar auf Grund einer *Allergie.*
Die Allergie wird häufig als Begründung für die angebliche »Unheilbarkeit« des Asthmas angeführt. Wenn wir den Begriff »Allergie« näher untersuchen, werden wir schnell die Täuschung erkennen. Wörtlich bedeutet Allergie nämlich »anders reagieren« — als der Durchschnitt der Menschen. Wenn jemand auf den Genuß von Erdbeeren mit einem Nesselausschlag (Urticaria) reagiert, so sagt man, er sei gegen Erdbeeren allergisch. Mit anderen Worten: Er reagiert auf Erdbeeren anders als üblich. Eine Erklärung für diesen Umstand ist damit noch nicht gegeben. Die Hochachtung des Laien vor medizinischen Fachausdrücken führt nicht selten zu der Täuschung, mit der Benutzung des gelehrten Fremdwortes sei auch die Ursache der Krankheit geklärt. So entsteht bei vielen Kranken der Trugschluß, die Allergie sei Ursache seiner Krankheit. »Bisher hat mir jeder Arzt gesagt«, höre ich in der Sprechstunde immer wieder, »das Asthma käme von meiner Allergie.«.
Wesentlich ist die Feststellung, daß die Allergie selbstverständlich nicht die Ursache des Asthmas, sondern

nur eine Bezeichnung für eine besondere Reaktionsweise ist. Sonst käme jeder Kranke auf die Idee, der Suche nach dem schädlichen »Stoff«, auf den er allergisch reagiert, eine allzu große Bedeutung beizumessen. Wer das Wesen des Asthmas in einer Überempfindlichkeitsreaktion sieht und damit zu erkennen gibt, daß ihm die wahren Ursachen unbekannt sind, der wird logischerweise dem Asthma durch die Suche nach »Allergenen« beikommen wollen. Beim Beispiel des nach Erdbeergenuß auftretenden Hautausschlages wäre die Erdbeere das Allergen. Auf der Suche nach solchen Allergenen hat man schon die abenteuerlichsten Stoffe für das Asthma verantwortlich gemacht. So werden auf Grund von Tests Katzenhaare, der Staub alter Möbelstücke, Bettfedern, die verschiedensten Nahrungsmittel und viele andere Stoffe als Asthmaverursacher angeschuldigt, und dem Kranken wird geraten, diese Stoffe zu meiden.
Meistens bleibt nur der Erfolg aus; denn es wird Ursache mit Wirkung verwechselt. Das Allergen ist genausowenig Ursache des Asthmas wie die Allergie, sondern die allergische Reaktion auf den bestimmten Stoff ist lediglich ein Symptom der Erkrankung. Der Asthmatiker ist nicht krank, weil er auf Bettfedern allergisch ist, sondern er ist auf Bettfedern allergisch, weil er krank ist. Gelingt es, ihn durch sinnvolle Behandlung zu heilen, so ist er plötzlich auf Bettfedern genausowenig allergisch, wie er es vor der Erkrankung war. Die abwegige Reaktion (Allergie) in der Krankheit ist also lediglich ein Krankheitssymptom, und zwar ein unwesentliches, aber niemals die Ursache der Krankheit. Es wäre derselbe verhängnisvolle Irrtum, wenn wir das Fieber bei einer Lungenentzündung zur Ursache der Erkrankung erklären würden, statt es als Symptom zu erkennen.

Wieso reagiert jemand während seiner Erkrankung auf einen bestimmten Stoff allergisch, den er vorher gut vertrug und nach der Heilung wieder gut verträgt? Die Allergie sei »wieder verschwunden«, heißt es dann: Damit wird nichts erklärt, es werden nur Tatsachen beschrieben.

Dennoch kann man natürlich durchaus das Asthma als eine allergische Erkrankung bezeichnen; denn es ist richtig, daß der Asthmatiker anders reagiert als der Nichtasthmatiker. Man darf dann nur die Allergene nicht auf materielle Stoffe beschränken, sondern muß auch Reaktionen auf Lebenssituationen mit einbeziehen.

Der Kranke unterliegt also einer Täuschung, wenn er glaubt, sein Asthma sei dadurch geklärt, daß es als allergisch bezeichnet wird. Dadurch wird häufig kostbare Zeit für eine sinnvollere Behandlung versäumt.

Hormone der Nebennierenrinde wirken hervorragend gegen alle allergischen Reaktionen. Deshalb werden die meisten Asthmakranken mit diesen Präparaten behandelt. Dadurch ist oft eine ausgezeichnete Besserung zu erzielen. Solange die Arznei eingenommen wird, sind manche Kranke völlig beschwerdefrei. Die Nebennierenrindenpräparate bringen gegenüber den früher verwendeten Medikamenten in der Tat einen erheblichen Vorteil. Doch das Asthma heilen können sie nicht. Sobald die Dosis verringert oder die Arznei ganz abgesetzt wird, ist der alte Zustand wieder hergestellt. Man ist also keinen Schritt weitergekommen und muß die Linderung des Leidens sogar mit Nachteilen erkaufen; denn diese Hormonpräparate haben nicht ganz harmlose Nebenerscheinungen zur Folge.

Übliche Asthmamittel unbedingt absetzen!

Alle anderen Asthmamittel, die den Anfall unterdrükken oder erleichtern sollen, sind noch wesentlich nachteiliger. Sie stellen, wie schon erwähnt, einen wesentlichen Grund dafür dar, daß die Heilung des Asthmas behindert wird. *Solange der Asthmakranke Mittel einnimmt, die den Anfall kupieren, ist an eine Heilung nicht zu denken und jede Heilbehandlung von vornherein zur Aussichtslosigkeit verurteilt.*

Erste Voraussetzung für den Beginn einer Heilbehandlung ist daher das Absetzen der üblichen Asthmamittel. Dies gilt nicht für die Nebennierenrindenhormone, die auf keinen Fall schlagartig abgesetzt werden dürfen; ihr Entzug muß sehr langsam und vorsichtig und dem einzelnen Fall angepaßt vorgenommen werden. Alle anderen Mittel dagegen sind zu Beginn einer Heilbehandlung sofort radikal abzusetzen; denn das Medikament, das den Anfall dämpft, treibt den Kranken immer tiefer ins Asthma hinein. Dies hängt mit der Zweiphasenwirkung jedes Arzneimittels zusammen. Wirkt ein Arzneimittel in der ersten Phase zum Beispiel gefäßerweiternd, so reagiert der Organismus in der zweiten Phase mit Gefäßverengung. Ohne diese sinnvolle Gegenregulierung wäre die Anpassung eines lebendigen Wesens an die Einflüsse der Umwelt unmöglich. Jeder Reiz muß mit einer Gegenregulierung beantwortet werden. Das ist ein Grundgesetz ohne Ausnahme, auch wenn uns diese Tatsache bei der Behandlung mit Medikamenten nicht in das Konzept paßt.

Immer wieder begegnen wir denselben Erscheinungen: Das Abführmittel, das in der Erstwirkung den Stuhl heraustreibt, erzeugt später Verstopfung, es verschlimmert also gerade den Zustand, den es nach unseren Wünschen beseitigen soll. Der Kaffee, der im

Moment den Migräneanfall lindert, ruft danach immer häufigere und stärkere Anfälle hervor, und so fort.
Die den Asthmaanfall unterdrückenden Mittel haben sämtlich nachteilige Nebenwirkungen auf Herztätigkeit und Kreislauf. Dies ist ein weiterer Grund dafür, daß die mit solchen Mitteln behandelten Asthmakranken immer kränker werden.
Beim Asthmakranken ist die Atemfunktion gestört. Diese Störung der Atmung ist das Hauptkennzeichen der Krankheit. Dementsprechend muß die Behandlung bei der Atmung einsetzen. Die Atmung wird zwar, wie ausgeführt wurde, vom vegetativen Nervensystem gesteuert. Dennoch ist eine gewisse bewußte Einflußnahme auf die Atmung möglich. Der Gesunde kann den Atem willkürlich anhalten, allerdings nur begrenzte Zeit: dann setzt die Atmung wieder mit Urgewalt ein. Man kann den Atem durch Training etwas länger anhalten als normal. Das weist darauf hin, daß es durchaus möglich ist, die Atmung auch bewußt zu steuern. Diese Fähigkeit müssen wir uns bei der Behandlung des Asthmas zunutze machen.
Dem Gesunden ist die Atmung im allgemeinen auch im Wachzustand nicht bewußt. Es wäre sicher ein unerträglicher Zustand, wenn der Mensch ständig bewußt auf das Funktionieren seiner Atmung achten müßte. Er wäre zu keiner Leistung mehr fähig, da er ständig bemüht sein müßte, die Atmung nicht zu vergessen. Beim Asthmakranken liegen diese Verhältnisse anders. Ihm ist jeder Atemzug bewußt, den er sich äußerst mühsam abringen muß. Allein dieser Umstand genügt, um das Asthma zu einem der qualvollsten Leiden zu machen. Der Gesunde weiß den Segen gar nicht zu schätzen, der im freien, unbeschwerten Atmen liegt!
Noch andere Veränderungen der Atmung kennzeich-

nen das Asthma. Beim gesunden Menschen dauert die Einatmung etwas länger als die Ausatmung. Zwischen Einatmung und Ausatmung liegt keine Pause. Die Einatmung geht unmittelbar in die Ausatmung über. Nach der Ausatmung entsteht eine kurze Atempause, die wir als schöpferische Pause bezeichnen, denn aus ihr wird der neue Atemzug sozusagen geboren. Es ist wichtig, sich diesen Grundtyp der normalen Atmung einzuprägen, da es das Ziel der Atembehandlung des Asthmatikers sein muß, diesen verlorengegangenen Atemrhythmus wieder zu erreichen. Wer das Bild der normalen Atmung vergessen hat, kann es einfach am schlafenden Menschen ablesen: Einatmung, etwas kürzere Ausatmung, Pause usw.

Demgegenüber ist die Atmung des Asthmatikers erheblich verändert. Die Zeitdauer der Einatmung ist verkürzt und die der Ausatmung verlängert. Auch fehlt die »schöpferische Pause«. Ferner atmet der Asthmakranke nicht ganz aus. Die Einatmung beginnt bereits, ehe die tiefe Ausatmung erreicht ist. Der Asthmakranke läuft also in ständiger Einatmungsstellung mit aufgeblähtem Brustkorb herum und geht so der wohltuenden Entspannung durch die völlige Ausatmung verlustig.

Das Zuviel an Einatmung und das Zuwenig an Ausatmung läßt sich in Parallele setzen zu einem Menschen, der mehr einnimmt, als er ausgibt. Solch eine egoistische Haltung gibt es nicht nur in Fragen des Besitzes, sondern ebenso im Bereich der liebenden Zuwendung zum andern oder auf dem Gebiet des Geltungsstrebens. Tatsächlich verhalten sich Asthmatiker nicht selten entsprechend.

Hält dieser Zustand fehlender Ausatmung lange Zeit ununterbrochen an, kommt es bei älteren Menschen unter Umständen dazu, daß der Brustkorb in starrer

Einatmungsstellung fixiert bleibt. Das wird unpassend *Lungenblähung* (Emphysem) genannt. Der Ausdruck ist irreführend. Der Laie schließt daraus fälschlicherweise, das Wesentliche dieses Vorganges sei das Aufblähen der Lunge. In Wirklichkeit hält der starre, in Einatmungsstellung fixierte Brustkorb die Lunge in eingeatmetem Zustand fest. Wenn es durch Atemübungen, Massage und Gymnastik gelingt, den Brustkorb wieder in Ausatmungsstellung zu bekommen, so ist auch die »Lungenblähung« verschwunden. Das Ziel jeder Atembehandlung beim Asthmakranken muß deshalb sein, voll ausatmen zu lernen.
Das sind jedoch nicht die einzigen Atmungsfehler des Asthmatikers. Er läßt gewissermaßen nichts außer acht, um seine Atmung zu erschweren. So wählt jeder Asthmatiker während des Anfalls automatisch die für seine Atmung ungünstigste Körperhaltung. Er behindert die Bauchatmung, indem er sich aufsetzt und etwas nach vorne beugt. Durch diese Einengung ist er gezwungen, mehr mit dem oberen Teil des Brustkorbs zu atmen. Hier besteht wegen der größeren Starrheit des Brustkorbs die unergiebigste Atemmöglichkeit. Sie wird noch verringert durch eine Anwinkelung der Arme nach auswärts mit nach vorne gedrückten Ellbogen und auf den Oberschenkeln aufgestützten Händen. Eine Haltung, die das Atmen stärker behindert, ist nicht vorstellbar.
Der Kranke manövriert sich folgendermaßen in den Asthma-Anfall hinein: Als erstes merkt er, daß die Atmung erschwert ist. Aus der Erfahrung ist ihm der Gedanke an die Atemnot im Anfall höchst unangenehm, und er möchte ihn vermeiden. Leider sind die Maßnahmen, die er dagegen ergreift, völlig ungeeignet: Sie treiben ihn mit Sicherheit in den Anfall hinein. Um möglichst viel Luft zu bekommen, versucht er die At-

mung bewußt zu steigern; die forcierte Atmung in der beschriebenen falschen Stellung bedeutet eine starke körperliche Anstrengung, die aber das gewünschte Ziel nicht erreicht. Die Anstrengung steht im Gegenteil im umgekehrten Verhältnis zum Erfolg; je mehr er sich abmüht, je mehr er sich verkrampft, um so weniger Luft bekommt er, da die Ausatmung immer mehr verkürzt wird. Die Anstrengung der ebenfalls in Tätigkeit gesetzten sogenannten Hilfsatemmuskeln am Hals erfordert vermehrten Sauerstoffbedarf. Dadurch wird die Atemnot gesteigert. So kommt es zum unerträglichen Höhepunkt des Asthma-Anfalls, und der Teufelskreis wird schließlich durch eine Spritze, durch Inhalieren oder Einnehmen einer Tablette unterbrochen.
Beobachtet man die Atmung des Kranken im Anfall, so stellt man fest, daß er einen weiteren Fehler macht, der das Groteske des Anfalls erst voll zum Bewußtsein kommen läßt: Bei der Einatmung zieht er nämlich den Bauch ein, während der Gesunde den Bauch beim Einatmen durch das Tiefertreten des Zwerchfells vorwölbt. Diese paradoxe Atembewegung hat zur Folge, daß trotz intensiver Betätigung der Atemmuskeln die Lunge praktisch kaum bewegt wird. Ein Vergleich: Ein Ziehharmonikaspieler führt die Hände nicht abwechselnd einander näher und dann auseinander, um den Balg zusammenzudrücken und auseinanderzuziehen, sondern bewegt beide Hände zur gleichen Zeit parallel nach rechts oder links, wodurch nur die Harmonika im ganzen hin und her bewegt wird: Luft kann weder hinaus- noch hineinkommen.
Erfahrungsgemäß braucht sich der Kranke einem Anfall nicht hilflos ausgeliefert zu fühlen. Jeder Asthmakranke kann es lernen, den Teufelskreis zu durchbrechen und einen Anfall aus eigener Kraft zu verhindern. Dazu ist folgende Vorübung zunächst außerhalb eines

Anfalls nötig: Der Kranke legt sich mit dem Rücken flach auf eine möglichst harte Unterlage. Er wird behaupten, in dieser Lage keine Luft zu bekommen. Dabei erfüllt sich seine Befürchtung, in dieser Lage zu ersticken, natürlich nicht. Er spürt vielmehr, daß er sogar besser Luft bekommt. In dieser Lage haben Zwerchfell und Bauchraum die Möglichkeit, sich unbehindert zu bewegen, während sie im Sitzen eingeengt werden. Man kann die Haltung sogar noch betonen, indem man in der Höhe des unteren Brustkorbs ein Kissen in den Rücken legt. Nun bittet man den Kranken, vorsichtig im angegebenen Rhythmus zu atmen: Langsam einatmen, ohne Übergang so rasch wie möglich ausatmen, und dann kommt das Wichtigste, die Atempause.

Natürlich fällt dem Kranken dies anfangs schwer; aber es ist ja seine Aufgabe, dies allmählich wieder zu lernen. Dazu soll er sich Zeit nehmen. Während dieser Übung legt der Arzt anfangs seine Hände auf die seitlichen unteren Brustkorbpartien und unterstützt damit die Atembewegungen. Bei der Ausatmung drückt er leicht auf den Brustkorb, bei der Einatmung bittet er den Kranken, seine Hände wegzudrücken. Diese anfängliche Hilfe ist nicht unbedingt nötig, vermittelt aber dem Kranken das Gefühl der Hilfe, wie überhaupt am Anfang es sehr wichtig ist, dem Kranken das Gefühl der Sicherheit zu geben, indem man ihm erklärt, daß ja gar nichts passieren kann, weil der Arzt dabei ist.

Nun kommt der zweite wichtige Punkt. Der Asthmatiker ist gewohnt, laut hörbar und mit Anstrengung auszuatmen. Die hörbaren Geräusche im Hals entstehen, weil der Kranke die Luftwege dort zusammenpreßt — ähnlich wie bei Blasinstrumenten Töne dadurch zustande kommen, daß die Luft durch Engpässe hin-

durchgepreßt wird. Die Aufforderung, beim Ausatmen nicht zu pressen, bleibt meistens ohne Erfolg. Die Bitte jedoch, *so vorsichtig zu atmen, daß kein hörbarer Ton entsteht,* kann leichter erfüllt werden. Damit ist das Wichtigste bereits geglückt, die Kette ohne Ende ist durchbrochen. Der Kranke spürt nämlich sofort, daß er bei dieser geräuschlosen Atmung ohne Anstrengung mehr Luft bekommt als zuvor.
Dieses große Erlebnis sollte jeder Asthmatiker unbedingt herbeiführen! Damit trägt jeder das Heilmittel gegen den Asthmaanfall sozusagen selbst bei sich. Das Erlebnis, durch dieses Verhalten die lawinenartige, scheinbar unaufhaltsame Steigerung zum Anfall verhüten zu können, beseitigt auch seine Angst und erleichtert den Entschluß, die symptomatischen Mittel zu meiden.
Asthmatiker sollten diese Atemübungen ein- bis zweimal täglich 10—15 Minuten ausführen, sobald sie die gewünschte Atemweise ausreichend beherrschen. Als Übungszeit ist möglichst eine Phase zu wählen, in der es ihm verhältnismäßig gut geht, damit er die Methode beherrscht, sobald es zum Anfall kommt. Fühlt sich der Patient nach den Übungen angestrengt und erschöpft, hat er etwas falsch gemacht. Denn die vorsichtige geräuschlose Atmung setzt Entspannung voraus, und Entspannung kann nicht anstrengend sein.
Jeder muß sich selbst davon überzeugen, daß er mehr Luft bekommt, wenn er sich nicht von der Urgewalt des bedingten Reflexes (sprich »Asthma«) hetzen, treiben und vergewaltigen läßt. Aufgrund früherer unangenehmer Erfahrungen sitzt die Angst oft sehr tief. Deshalb braucht der Arzt Geduld, Ruhe, Gelassenheit und Ausdauer bei den Atemübungen.
Es ist jetzt klar, daß alle Ratschläge, die Atmung lange hinzuziehen und dabei »e« zu summen oder ein »f«

zwischen den Zähnen durchzupressen, nicht richtig sind. Denn bei jeder Geräusch- oder Tonbildung wird ein künstlicher Widerstand geschaffen, der erst durch Pressen überwunden werden muß.
Man könnte aus diesen Beobachtungen den falschen Schluß ziehen, der Asthmakranke sei — grob ausgedrückt — ein Simulant, der das Asthma künstlich und absichtlich erzeuge. Diese Formulierung wäre genauso falsch wie die Unterstellung, jemand »fliehe in die Krankheit«. Wenn ein Mensch zum Beispiel aufgrund einer starken Gemütsbewegung Durchfall bekommt, hat er diesen Durchfall sicher nicht absichtlich erzeugt. Wie jede lebensbedingte Funkstionsstörung ist das dann eine Protestreaktion auf bestimmte Verhältnisse des Lebens.
Unter all diesen Reaktionen nimmt allerdings das Asthma eine Sonderstellung ein, weil es die demonstrativste Äußerung des Organismus überhaupt ist. Das Leiden durch Schmerz ist für andere nicht ohne weiteres sichtbar; der Kranke ist darauf angewiesen, den Schmerz durch Worte oder Gesten auszudrücken. Auch unter Angstzuständen und Gemütsdepressionen leidet jemand, ohne daß andere es sehen können. Wer jedoch nach Luft ringt und sich in Not befindet, wird die benötigte Beachtung finden. Auf der anderen Seite entbehrt es nicht des Grotesken, daß der Asthmatiker von unbegrenzten Mengen Luft umgeben ist und es nicht fertigbringt, einen winzigen Teil davon den kurzen Weg von 30—50 cm durch die Luftröhre in seine Lunge zu befördern. Man könnte diesen Zustand mit einem Verdurstenden vergleichen, der von einer Fülle von Wasser umgeben ist, aber nichts davon schlucken kann. Sicher liegt in dem demonstrativen Charakter des Asthmas, an dem die Umgebung unmöglich unbeeindruckt vorübergehen kann, ein tieferer Sinn — wie

in jeder Krankheitsäußerung. Wir erfuhren bereits, daß es dem Asthmatiker nicht gegeben ist, sich der Außenwelt zuzuwenden, weil er introvertiert ist. Man kann diese nach außen gerichtete Demonstration des Asthmas als Ausgleich auffassen für die mangelnde Fähigkeit der offenen Hinwendung zum anderen.

Wie bei jeder Krankheit ist auch beim Asthma die Aussicht auf Heilung um so größer, je kürzer die Krankheit besteht. Hat das Asthma erst einmal durch jahrelange rein symptomatische Behandlung mit Asthmamitteln zur eingefahrenen Fehlatmung geführt, ist die Durchbrechung dieser bedingten Reflexe erheblich schwieriger, aber auch dann noch möglich. Zum mindesten ist auch bei alten Fällen der Prozeß noch aufzuhalten. Schon allein das Weglassen der Herz und Kreislauf belastenden Medikamente stellt einen beachtlichen Erfolg dar, wenn auch der inzwischen starr gewordene Brustkorb nie mehr ganz beweglich werden dürfte.

Eine Behandlung ohne Berücksichtigung der gestörten Atmung geht wie gesagt am Wesentlichen vorbei. Aber mindestens so wichtig für den Dauererfolg ist die Lebensberatung. Sie ist beim Asthma schwieriger als bei jeder anderen lebensbedingten Erkrankung: Denn ein introvertierter Mensch bietet keine dramatischen Probleme, und es ist verhältnismäßig schwierig, in engen Kontakt mit ihm zu kommen.

Auf der anderen Seite gibt es auch Asthmakranke, deren Behandlung vorwiegend von der somatischen Seite her erfolgen muß. Das sind u. a. die Fälle, die mit Hautausschlägen einhergehen. Der häufig beobachtete Wechsel, daß das Asthma sich bessert, wenn das Ekzem herauskommt, und umgekehrt, weist deutlich auf die Zusammenhänge zwischen Haut und Schleimhaut hin. Man könnte sagen, daß sich beim Asthma auf der Schleimhaut ähnliche Vorgänge abspielen wie beim Ekzem auf der Haut. In diesen Fällen ist dann die Atemnot die Reaktion auf die krankhaften Vorgänge an den Schleimhäuten der Luftwege, ähnlich wie bei den Fällen, wo das Asthma immer im Gefolge eines Schleimhautkatarrhs auftritt.

Hautausschläge sind meist ernährungsbedingt

Asthmafälle, die mit einem Ekzem kombiniert sind, sind besonders hartnäckig. Sie erfordern eine intensive Stoffwechselbehandlung. Rein äußerliche Behandlungen des Ekzems mit Salben ohne innere Stoffwechselbehandlung vertreibt das Ekzem. Dafür kommt eine innere Krankheit, z. B. Asthma, zum Vorschein. Häufig gehen die Ekzemformen mit Asthma einher, die als Neurodermitis (vom Nervensystem ausgehende Hautentzündung) oder konstitutionelles Ekzem bezeichnet werden. Körperstellen werden rechts und links symmetrisch befallen. Das läßt auf eine Beteiligung des Nervensystems schließen, daher der Name. Ärzte brachten übrigens früher auch die Beziehung des Asthmas zum Nervensystem im Namen zum Ausdruck; sie nannten diese Fälle Asthma nervosum. Diese Hautausschläge treten meist in frühester Kindheit auf. Deshalb wurden sie als konstitutionell, also in der Veranlagung liegend, bezeichnet. Damit soll ausgedrückt werden, daß sie durch Behandlung schwer beeinflußbar sind. Diese Fälle sind meist stark ernährungsbedingt. Eine biologische Vollwertkost ist hier wieder einmal unerläßlich. Meist muß außerdem das tierische Eiweiß vermieden werden. Oft sind einschneidende Umstimmungsmaßnahmen wie Fastenkuren, Rohkostkuren, Fieberbehandlung und ähnliches zur Erzielung eines

Erfolges notwendig. Diese Maßnahmen erfordern eine klinische Behandlung. Die *Vermeidung des tierischen Eiweißes* (Quark, Milch, Käse, Wurst, Fleisch, Fisch und Ei) ist besonders bei denjenigen Asthmaformen unerläßlich, bei denen die allergische Komponente im Vordergrund steht.

Die Allergie beruht auf einer Störung im Eiweißstoffwechsel. Sie benötigt zu ihrer Entstehung lange Zeiträume. Dementsprechend sind auch lange Zeiten für die Heilung nötig. Die sogenannte Antigen-Antikörperreaktion im allergischen Geschehen beruht auf einem spezifischen Vorgang im Eiweißstoffwechsel. Diese Störung ist nicht angeboren, sondern entwickelt sich — entsprechend der Allergie — erst im Lauf des Lebens. Die Hauptursache dafür liegt in übermäßiger Zufuhr von tierischem Eiweiß und im Vitalstoffmangel. Die außerordentlich starke Zunahme allergischer Erkrankungen erklärt sich damit. Sie sind durch strikte Vermeidung jedes tierischen Eiweißes über lange Zeiträume heilbar, selbstverständlich bei gleichzeitigem Genuß vitalstoffreicher Vollwertkost.

In Anbetracht der Vielschichtigkeit und schweren Beeinflußbarkeit des Asthmas müssen außer der Grundbehandlung zur Unterstützung noch andere Heilmethoden herangezogen werden. Auf medikamentösem Gebiet ist die Behandlung mit homöopathischen Medikamenten nach der Ähnlichkeitsregel eine unschätzbare Hilfe, weil dadurch einerseits die individuellen Besonderheiten im Krankheitsbild erfaßt werden, andererseits auch der unbedingt notwendige Verzicht auf die allopathischen Arzneimittel erleichtert werden kann.

Der erfolgreiche Arzt *Aschner,* der durch seine Konstitutionsbehandlung bekannt geworden ist, berichtet über viele schwere Fälle von Asthma, die allein durch

Brechmittel völlig geheilt wurden. Meine eigenen Erfahrungen bestätigen die Wirksamkeit dieser Behandlung. Aus verschiedenen Gründen eignet sich diese Methode aber nicht für alle Asthmaformen und nicht für alle Asthmakranken. Der Brechakt stellt einen starken Vagusreiz dar, durch den die Atemstörung günstig beeinflußt werden kann. Denn die vegetativ gesteuerte Atmung untersteht vorwiegend dem Nervus pneunogastricus (dem Lungen-Magen-Nerv), wie dieser Anteil des Vagus früher hieß.

Auch das Kneippsche Verfahren bietet eine Vielzahl von Anwendungen, die aber jeweils individuell für den einzelnen Kranken nach seinen besonderen Krankheitserscheinungen auszuwählen sind. Eine besonders spezifische Maßnahme ist der Oberguß, der auch Asthmaguß heißt. Viele Kranke leiden während ihrer Krankheit auch an kalten Füßen; dann sind Wechselunterschenkelbäder und Knie- und Schenkelgüsse zu empfehlen. Es ist aber nicht ausreichend, diese Anwendungen in Form einer »Kur« von einigen Wochen durchzuführen. Sie müssen systematisch über Jahre, am besten das ganze Leben lang angewandt werden. Wer ihre günstige Wirkung einmal verspürt hat, ist gerne bereit, die Wasseranwendungen als selbstverständliche Maßnahme in den Tageslauf mit einzubauen.

Eine solche ganzheitliche Asthmabehandlung stellt dann unter Beweis, das *Asthma heilbar* ist.

Krebs

Es fällt schwer, etwas über den Krebs auszusagen. Und wer hier einen Hinweis auf »das« Krebsheilmittel erwartet, den muß ich enttäuschen. Um so wichtiger ist es, die Ursachen der Krebskrankheit aufzuzeigen, damit eine wirksame Vorbeugung und erfolgreichere Behandlung möglich wird.

Auch der Krebs ist keine einheitliche Erkrankung, sondern ein Sammelbegriff für alle Geschwülste bösartiger Natur. Doch schon der Begriff »bösartig« ist unscharf und nicht genau abgrenzbar. Unter einer Geschwulst versteht man eine aus Zellen des Körpers hervorgegangene Neubildung von selbständigem Bau und eigenem Wachstum. Besteht diese Neubildung aus ausgereiftem Körpergewebe, so handelt es sich um eine gutartige Geschwulst; ist das Gewebe unreif, muß die Geschwulst als bösartig bezeichnet werden. Die gutartige Geschwulst wird langsam größer und verdrängt das Nachbargewebe. Die bösartige Geschwulst dagegen wächst im allgemeinen schneller und verdrängt das Nachbargewebe nicht, sondern wächst in dieses hinein, so daß es von ihm nicht mehr zu trennen ist. Deshalb läßt sich eine gutartige Geschwulst durch Operation leicht entfernen, eine bösartige schwer oder je nach Stadium überhaupt nicht mehr.

Da zwischen reifem Gewebe und unreifem verständlicherweise keine ganz strenge Grenze besteht, gibt es auch zwischen gut- und bösartigen Geschwülsten Übergänge. Je überstürzter eine Geschwulst wächst und demgemäß in ihrem Stoffwechsel lebhafter und selbständiger ist, um so mehr entzieht sie auch dem Körper wertvolle Nähr- und Aufbaustoffe und um so bösartiger ist sie in ihrer Auswirkung auf den Organismus. Schon daraus geht hervor, wie wenig vergleichbar ein Krebsfall mit einem anderen ist.

Wieso Krebs so heimtückisch ist

Aber auch eine nach ihrer Gewebsart gutartige Geschwulst kann sich im klinischen Fall für den Kranken bösartig auswirken. So zum Beispiel im Gehirn, wo die Verdrängung anderen Hirngewebes böse Folgen zeitigt. Aus all diesen und anderen Gründen läßt sich nicht so leicht eingrenzen, ob eine Geschwulst bösartig ist, wie es der Laie in seinem Drang zur Vereinfachung und ungenügender Kenntnis gern wahrhaben möchte.
Auch im klinischen Erscheinungsbild zeichnet sich der Krebs durch eine besondere Eigenschaft aus: *Die Geschwulst selbst ist vollständig schmerzlos.* Diese Eigentümlichkeit, von der es keine Ausnahme gibt, macht die besondere Gefährlichkeit und die Ausnahmestellung des Krebses unter den Krankheiten aus.
Erst wenn die Geschwulst im fortgeschrittenen Stadium zu einer Funktionsstörung des befallenen Organes führt, auf Nervenstränge oder Gefäße drückt oder durch Einwachsen in andere Organe deren Funktion stört, kommt es zu Beschwerden und Schmerzen.
Die Symptomlosigkeit des Krebses in der Anfangszeit, in der er durch eine Operation möglicherweise leicht entfernt werden könnte, ist daran das heimtückische. Kranke mit jahrelangen Beschwerden äußern oft die Befürchtung, ihre Krankheit könnte in Krebs übergehen.

Diese Angst beweist: Kranke wissen nicht, daß Krebs schmerzlos ist und sich — leider — nicht jahrelang vorher durch Beschwerden ankündigt. Wäre dies der Fall wie bei fast allen anderen Krankheiten, hätte der Krebs sofort seine Schrecken verloren.
Diese Befürchtung weist aber auch auf die weitverbreitete falsche Vorstellung hin, *der Krebs könne aus einer anderen Krankheit hervorgehen. Der Krebs ist jedoch eine Krankheitsart ganz eigener Prägung und entwickelt sich nicht aus einer anderen Krankheit. Menschen, die relativ häufig krank sind, neigen weniger zu Krebs als diejenigen, die nie Beschwerden haben und sich scheinbar unbeschadet alle möglichen Verstöße gegen die Gesundheit leisten können.* Diese Erfahrung hat eine einleuchtende Erklärung: Jede Krankheit zwingt den Organismus, die Abwehrmechanismen in Gang zu setzen. Die Gesundung bedeutet, daß der Organismus die Schädigungen überwunden hat und nun wieder alles im Lot ist. Besonders fieberhafte Erkrankungen haben eine geradezu »reinigende« Wirkung, so daß man sagen kann: Je mehr ein Mensch zu entzündlichen Krankheiten neigt, desto sicherer kann er sein, keinen Krebs zu bekommen. Wie bei jeder Regel, gibt es natürlich auch hier Ausnahmen.
Der Krebs ist nichts anderes als eine Stoffwechselentgleisung. Die normale Sauerstoffatmung der Zelle schlägt dabei in einen Gärungsstoffwechsel um. Das hat viele Ursachen. *Eine* Voraussetzung für die Entstehung eines Krebses muß aber immer erfüllt sein: das Vorhandensein *ionisierender Strahlen,* also von Radioaktivität. Dabei unterscheidet man natürliche und künstlich erzeugte Strahlung. Die natürliche Strahlung besteht aus der kosmischen und der terrestrischen (Erd-)Strahlung. Dieser Grundstrahlung ist die Menschheit von jeher ausgesetzt, und die wenigen frü-

her aufgetretenen Fälle von Krebserkrankungen sind fraglos darauf zurückzuführen.
Die Zunahme der Strahlenbelastung in jüngster Zeit stammt aus künstlichen Strahlenquellen, den Röntgenstrahlen und den radioaktiven Substanzen aus der Kernspaltung. Im Gegensatz zu den kosmischen Strahlen handelt es sich bei der Radioaktivität aus der Kernspaltung um neuartige radioaktive Substanzen, die über die Biosphäre in den menschlichen Organismus gelangen und dort eingelagert werden. Die Folge ist eine lang andauernde Bestrahlung, während bei der normalen Grundstrahlung die Einwirkung nur während der tatsächlichen Strahlungsdauer besteht.
Heute gibt es Geräte, mit denen die ionisierenden Strahlen objektiv nachweisbar sind. Wissenschaftliche Nachprüfungen haben den Nachweis von ionisierenden Strahlen (Gammastrahlen) über Reizstreifen, den sogenannten »Wasseradern«, erbracht. Schon 1933 schreibt Rambeau, der Vorsitzende der Ärztekammer in Marburg: »Aus meiner statistischen Arbeit ergibt sich mit voller Klarheit, daß es keinen Fall von Krebs gibt, der nicht über einem geologisch gestörten Gebiet liegt . . .« Diese Forschungsergebnisse weisen einen Weg, durch Vermeidung der Strahlenzonen der Krebsgefahr zu entgehen.
Völlig anders liegen die Verhältnisse bei der Einlagerung radioaktiver Substanzen aus der Atomkernspaltung. Da die Latenzzeit für die Krebsentstehung etwa 30 Jahre beträgt, läßt sich ermessen, was in dieser Richtung alles auf uns zukommt, ganz zu schweigen von den Erbschäden, die in vollem Maße erst in der dritten Generation zu erwarten sind.
Die Zunahme der Krebshäufigkeit in den letzten Jahrzehnten ist jedoch nicht durch die Strahlenbelastung allein erklärbar. Denn in dem Ausmaß, wie der Krebs

zugenommen hat, ist die Strahlenbelastung nicht gestiegen. Die Strahlen sind lediglich eine notwendige Voraussetzung für die Krebsentstehung. Ein durch zivilisatorische Einflüsse geschädigter Organismus kann schon durch geringe Strahlendosen Krebs bekommen.

Die Wissenschaft hat bereits etwa 600 verschiedene Krebsnoxen, das heißt Schadstoffe, die krebsauslösend wirken können, nachgewiesen. Dies ist der sichere Hinweis darauf, daß es niemals nur *eine* Krebsursache geben kann, wenn wir nicht den Verstoß gegen Schöpfungsgesetze, den uns die Zivilisation täglich aufzwingt, als diese eine Ursache ansehen wollen.

Der von Professor Eichholtz geprägte Begriff der *toxischen Gesamtsituation* kennzeichnet die Lage auch für die Krebsentstehung am treffendsten. Es summieren sich die schädlichen Einwirkungen durch denaturierte Fabriknahrungsmittel, durch Radioaktivität, durch die Gifte der Schädlingsbekämpfung, durch Konservierungsmittel und durch die kranken Böden infolge einseitiger Mineraldüngung. Sie treffen auf einen Organismus, auf den diese Noxen, die an Intensität und Vielseitigkeit von Generation zu Generation zunehmen, bereits in der zweiten und dritten Generation einwirken.

Im Jahre 1900 starb jeder 30. Mensch an Krebs, 1910 jeder 18., 1920 jeder 15., 1930 jeder 8., 1950 jeder 6. und 1960 in den zivilisierten Staaten jeder 5. Wenn das so weitergeht, stirbt bald jeder 4. an Krebs. Beim Krebs kommt die zunehmende Häufigkeit deutlich in den Todesstatistiken zum Ausdruck, während bei vielen anderen Zivilisationskrankheiten, die nicht unmittelbar zum Tode führen, die Häufigkeitszunahme nur in den Krankheitsstatistiken ihren Niederschlag findet. Vergleicht man nun die Häufigkeit der einzelnen Krankheiten in den letzten Jahrzehnten, so ergibt sich, daß die Zunahme bei allen sogenannten Zivilisationskrankheiten ungefähr parallel läuft. Von einem reinen Zufall kann man hier nicht mehr sprechen. Es ist höchst wahrscheinlich, daß allen diesen Erkrankungen gemeinsame Ursachen zugrunde liegen. Warum sollte man die spezifischen Schädlichkeiten der Zivilisation, die wir als Ursache der Zivilisationskrankheiten erkannt haben, für die Entstehung des Krebses, der dieselbe Tendenz zur steigenden Häufigkeit hat, nicht gelten lassen?

Es gibt so viele exakte wissenschaftliche Untersuchungen mit genauen Einzelheiten über die Art der Stoffwechselentgleisung, daß für Sachkenner überhaupt kein Zweifel an der Tatsache besteht: *Krebs ist eine Stoffwechselerkrankung.* Leider ist diese Erkenntnis noch nicht bekannt genug; der Krebs muß als eine Allgemeinkrankheit und nicht als eine rein örtliche Erkrankung angesehen werden.

Demzufolge scheitert auch die Krebsbekämpfung daran, daß bestimmte Einzelheiten der Stoffwechselentgleisung als »die« Krebsursache angesehen werden, während sie doch in Wirklichkeit nur Teilerscheinungen im Rahmen des Krebsgeschehens sind. Krankheitssymptome können doch niemals die Ursachen des Krebses sein. So sieht der eine die »Ursachen« im Sauerstoffmangel der Zelle, der andere in krankhaften Veränderungen der Zellmembran, ein Dritter in den gestörten Atmungsfermenten, ein Vierter im gestörten Fermenthaushalt überhaupt, ein Fünfter im gestörten Milchsäurestoffwechsel, ein Sechster im gestörten Mineralhaushalt, ein Siebter in Störungen elektromagnetischer Felder usw. usw. Alle diese Einzeltatsachen sind für sich betrachtet wichtig. Sie stellen aber nicht Ursachen dar, sondern bereits Folgen vorausgegange-

ner Ursachen. Deshalb bringen alle therapeutischen Ratschläge, die nur *eine* Ursache berücksichtigen, lediglich Teilerfolge oder bleiben gänzlich erfolglos.
Bei den ernährungsbedingten Zivilisationskrankheiten, zum Beispiel bei der Arteriosklerose und den Arthrosen, sind wir immer wieder dem Zeitfaktor als dem leidigen Umstand begegnet, der den Zusammenhang zwischen bestimmten Ernährungsfaktoren und diesen Erkrankungen verschleiert. Er erschwert den Nachweis des Zusammenhangs so sehr, daß oberflächliche Beobachter und solche, die sich auf kurzfristige Versuche stützen, getäuscht werden.

Krebs ist eine Verzweiflungsreaktion des Organismus

Wegen der vielen zur Entstehung des Krebses nötigen Voraussetzungen und wegen seiner zahlreichen Ursachen ist der Nachweis des Zusammenhangs noch schwieriger zu erbringen als bei anderen Zivilisationskrankheiten. Im wissenschaftlichen Experiment können nicht gleichzeitig viele Faktoren geprüft werden. Es darf mit Rücksicht auf die Exaktheit des Versuchs immer nur eine Komponente geändert werden. Deshalb ist diese übliche wissenschaftliche Forschung für die Krebsentstehung gänzlich ungeeignet. Genau in dieser Form aber wird sie betrieben. So muß man zwangsläufig an den eigentlichen komplexen Ursachen vorbeiforschen. Und so dürfen wir auch von der exakten Naturwissenschaft eine Lösung des Krebsproblems auf den bisherigen Wegen wohl so schnell nicht erwarten.
Aus ganzheitlicher biologischer und geisteswissenschaftlicher Sicht stellt der Krebs kein Problem mehr dar. Er kann als letzte Verzweiflungs- und Warnreak-

tion des Organismus betrachtet werden und dem »fortschrittlichen« Menschen den Preis zeigen, den er für den unaufhaltsamen technischen »Fortschritt« bezahlen muß. Die Naturgesetze wären keine Gesetze mehr und nur noch spekulative Irrlehren, wenn in ständig zunehmendem Maße gegen sie gesündigt werden könnte, ohne daß eine klare Antwort auf diese Vermessenheit erfolgte. Der Krebs ist eine solche Antwort und zugleich der sichere Ausgleich, daß die »Bäume des Fortschritts« nicht in den Himmel wachsen.

Wie es im positiven Bereich der Gesundheit eine Vollendung gibt, so gibt es sie auch im Krankhaften. Betrachtet man den *Krebs als diese vollendete Krankheit,* so ist sie vielleicht dazu ausersehen, dem verblendeten Fortschrittsgläubigen die Augen darüber zu öffnen, daß für jeden Eingriff in die Schöpfungsgesetze auch die entsprechende Rechnung präsentiert wird. Ein Menschengeschlecht, das nicht mehr fähig ist, die Warnsignale gegen die Eingriffe in seine Grundgesetze zu erkennen und nur im aussichtslosen Endstadium nach Heilmitteln Ausschau hält, hat sich sein Schicksal selbst zuzuschreiben. Wenn überhaupt noch eine Umkehr möglich ist, so müßte der Krebs besonders dazu geeignet sein, diese Einsicht zu vermitteln. Andernfalls wird der fortschrittliche Teil der Menschheit in einem Akt der ausgleichenden Gerechtigkeit durch Krankheit, insbesondere durch Krebs, liquidiert.

Diese harten Worte orientieren sich allein an der brutalen Wirklichkeit. Sie sind aber um so angebrachter, als *Abhilfe durch Vorbeugung* möglich erscheint. Wir wissen, daß keine der ernährungsbedingten Zivilisationskrankheiten im strengen Sinne heilbar ist, sondern daß wir mit der Behandlung stets um 20—30 Jahre zu spät kommen; denn sie setzt immer erst in dem Augenblick ein, wenn die ersten Krankheitssymptome

auftreten. Bei den nicht lebensgefährlichen Krankheiten ist das Fortleben mit Hilfe von Linderungsmitteln und Prothesen möglich, deshalb wird von den meisten keine Vorsorge betrieben. Beim Krebs gibt es aber nur eine Alternative: entweder frühzeitig vorbeugen — oder die bitteren Folgen des Versäumten tragen.
Die beste, sinnvollste und erfolgreichste »Behandlung« des Krebses ist Vorbeugung. Die Einsicht in diese Erkenntnis setzt das nötige Wissen voraus. Aufklärung tut also not. Aber dieser Aufklärung stehen dieselben Hindernisse wie der Aufklärung über die Zahnkaries entgegen. Die Einwände sind stets dieselben: Die Ursachen seien wissenschaftlich noch nicht völlig geklärt, in Wirklichkeit habe der Krebs eigentlich gar nicht zugenommen. Durch bessere Diagnostik und durch die Eindämmung der Infektionskrankheiten infolge verbesserter hygienischer Verhältnisse erreichten mehr Menschen ein Alter, in dem Krebs häufiger sei. *Diese Einwände sind nicht stichhaltig.* Die Zunahme der Krebserkrankungen um das Sechsfache seit 1900 ist so nicht zu erklären, zumal in Wahrheit gar nicht die älteren Menschen am häufigsten vom Krebs befallen werden, sondern die mittleren Jahrgänge um Fünfzig herum. In zunehmendem Maße sind auch immer mehr jüngere Menschen betroffen.
Auch der Einwand, durch bessere Diagnostik würden heute mehr Krebsfälle als früher festgestellt, ist leicht widerlegbar. Man kann den Krebs zwar durch Verbesserung der diagnostischen Maßnahmen früher erkennen, verbessert dadurch jedoch auch die Heilungschancen. Dies müßte sich in der Todesstatistik doch eher in einer Abnahme der Krebsfälle auswirken!
An dieser Stelle ist leider ein bitteres Wort über die sogenannten Vorsorgeuntersuchungen nötig. Die Bezeichnung »Vorsorge« für diese Untersuchungen ist

einfach irreführend; denn in Wirklichkeit handelt es sich lediglich um eine Früherfassung der Krebskranken. Man stellt fest, ob Krebs vorhanden ist oder nicht. Vorsorge aber müßte doch aus vorsorglichen Ratschlägen bestehen, um die Entstehung eines Krebses zu verhindern. Die Ursachen müßten genannt werden. Darüber fällt bei der Untersuchung zur Früherfassung kein Wort. Mit der Feststellung, es liege noch kein Krebs vor, wird der Untersuchte sogar in seiner Vorstellung bestärkt, seine bisherige Lebensweise sei richtig gewesen; denn er hat ja keinen Krebs bekommen. Diese Untersuchungen erzeugen lediglich ein trügerisches Gefühl der Sicherheit, etwas zur Krebsbekämpfung getan zu haben.
Eine ähnliche Gefahr sehe ich in den vorbeugenden Röntgenuntersuchungen der weiblichen Brust, der Mammographie. Nach der Arndt-Schultzschen Regel rufen schwache Reize eine Reaktion hervor, die derjenigen starker Reize genau entgegengesetzt ist. Diese Regel gilt auch für die Röntgenstrahlen. Kleinste Mengen erzeugen Krebs, große zerstören ihn. Zwei derartige Untersuchungen erhöhen die Krebsanfälligkeit um das Doppelte. Obwohl dies sogar in den amtlich angeordneten Strahlenschutzkursen gelehrt wird, nimmt die Zahl der Mammographien zu! Mammographien werden darüber hinaus als Routineuntersuchungen empfohlen. Zum Glück gibt es auch Stimmen, die darauf hinweisen, daß der Schaden häufiger Röntgenuntersuchungen größer ist als ihr Nutzen.
Der einzelne kann vorbeugend viel für sich tun. Die Grundlage ist wiederum eine gesunde Ernährung, frei von denaturierten Fabriknahrungsmitteln. Die Lebensmittel sollten frei sein von chemischen Fremdstoffen und auf einem Boden gewachsen sein, der nicht einseitig mit Mineraldünger gedüngt ist, sondern biolo-

gisch und mit Kompost bewirtschaftet wird. Es ist empfehlenswert, täglich auch etwas Nahrung in milchsaurer Form als milchsaures Gemüse, Sauermilch, Yoghurt usw. zu sich zu nehmen. Das Wasser soll frei von chemischen Fremdstoffen sein. Täglich sollte etwas in ungekochter Form getrunken werden. Wer dem Krebs vorbeugen will, darf nicht rauchen. Darüber hinaus muß in Anbetracht der nachgewiesenen ionisierenden Strahlen über geologischen Reizstreifen mit entsprechenden Geräten festgestellt werden, ob das Bett, in dem man schläft, über einer Reizzone steht. Ist dies der Fall, sollte es umgestellt werden.
Außerdem wären Maßnahmen erforderlich, deren Verwirklichung dem einzelnen leider unmöglich sind: Eine giftfreie Umwelt kann er nicht aus eigener Kraft schaffen. Auch bei der Bereitstellung giftfreier, vollwertiger Nahrung ist er auf die Mithilfe der anderen angewiesen. Der einzelne ist außerstande, für eine Atmosphäre frei von radioaktiven Stoffen zu sorgen. Ja, nicht einmal eine ganze Nation ist fähig dazu. Jede Nation muß die Einwirkung von Giftstoffen, die eine andere produziert, auf das eigene Territorium hinnehmen. Sämtliche Bewohner des Ruhrgebiets sind gezwungen, die Luft zu atmen, die von einzelnen Firmen verunreinigt wird. Ein Nichtraucher muß die vom Raucher verpestete Luft in sich aufnehmen — die Beispiele lassen sich beliebig fortsetzen.

Der Staat hätte eine wichtige Aufgabe zu erfüllen

Soll daher die Krebsprophylaxe nicht allein dem Bemühen des einzelnen überlassen bleiben, müßten zunächst die Voraussetzungen dazu geschaffen werden. Wird dies aber nicht von vielen mit Nachdruck gefordert, wird nicht das geringste geschehen. Die Forderung nach gesünderen, krebsverhütenden Lebensbedingungen setzt geduldige Aufklärungsarbeit über die geschilderten Zusammenhänge voraus. Hier läge eine wichtige Aufgabe des Staates.

Die oft geäußerte Ansicht, beim Krebs spiele eine erbliche Komponente eine Rolle — es gibt Familien, in denen Krebs gehäuft vorkommt —, hat sich in großen statistischen Untersuchungen nicht bestätigt. Vergleichende Untersuchungen ergaben, daß unter den Verwandten von an Brustkrebs erkrankten Frauen die Krebshäufigkeit geringer als bei gesunden Frauen war. Bei anderen Krebsarten waren die Verhältnisse umgekehrt. Eine feste Regel läßt sich hier also nicht aufstellen.

Immer wieder wird die Frage gestellt, ob es Blutuntersuchungen gibt, durch die Krebs zu erkennen ist, ehe er klinische Erscheinungen hervorruft. Tatsächlich zeigt eine Reihe von Methoden mit relativ großer Wahrscheinlichkeit eine krebsverdächtige Stoffwechsellage an. Eine absolut sichere Methode, die eine andere Deutung ausschließt, gibt es jedoch bis heute nicht.

Obwohl also eine Fülle von Beobachtungen und Untersuchungsergebnissen dafür spricht, daß der Krebs keine örtliche, sondern eine Allgemeinerkrankung ist, wird der Krebs von vielen Vertretern der Lehrmedizin als eine rein örtliche Krankheit angesehen und dementsprechend nur örtlich behandelt.

Eine Geschwulstzelle in der Lunge, die sich zu teilen beginnt, benötigt 130 Tage, um auf einen Durchmesser von einem Millimeter heranzuwachsen. Bis zur röntgenologisch nachweisbaren Größe von einem Zentimeter Durchmesser sind etwa 20 Jahre nötig. Dies entspricht der klinischen Beobachtung, daß ein

Raucher mindestens 20 Jahre rauchen muß, um Lungenkrebs zu bekommen. Auch die Entstehungszeit eines Vorsteherdrüsenkrebses wird mit 20 Jahren angegeben. Es ist kaum anzunehmen, daß in dieser ganzen Zeit das Wachstum der Geschwulstzellen ohne Rückwirkung auf den Stoffwechsel des übrigen Organismus vor sich geht, das heißt, daß die Geschwulstbildung ein rein örtlicher Vorgang bleibt.
Ist es durch unterlassene Vorbeugung erst einmal zur nachweisbaren Geschwulstbildung gekommen, so ist die möglichst frühzeitige operative Entfernung der Geschwulst eine absolute Notwendigkeit. Selbst wenn die Geschwulst mit Sicherheit durch Medikamente oder andere Maßnahmen zurückgebildet werden könnte, bedeutete es eine unnötige Belastung für den Körper, die zerfallenen Geschwulstmassen mit ihrer giftartigen Wirkung verarbeiten zu müssen. Ist die Geschwulst noch operativ entfernbar, muß man dem Organismus diese Hilfe angedeihen lassen. Dies ist um so notwendiger, als es noch keinen Weg gibt, der mit großer Wahrscheinlichkeit eine bereits vorhandene Geschwulst zur Rückbildung bringt.
Auf der anderen Seite ist es aber nicht zu verantworten, sich mit dem rein örtlichen Eingriff der Geschwulstentfernung zu begnügen in der Annahme, nun sei der Kranke geheilt. Hier zeigt sich die Gefährlichkeit der Vorstellung, Krebs sei nur ein örtliches Leiden. Das Schicksal des Operierten ist davon abhängig, ob es seine Stoffwechsellage erlaubt, ins Blut oder in die Lymphbahnen gelangte Geschwulstzellen zu vernichten, oder ob sie sich an anderen Stellen ansiedeln können und als Tochtergeschwülste, den sogenannten Metastasen, weiter wachsen können.
Bei jeder Krebserkrankung ist spätestens am Tag der Diagnose eine intensive innere Behandlung dringend

erforderlich. Ihre Unterlassung wäre unverantwortlich, unabhängig davon, ob noch operiert werden kann oder nicht. Jeder Tag ist kostbar. Ist eine Operation noch möglich, so muß die innere Behandlung nach der Operation mit derselben Intensität und Energie fortgesetzt werden. Jedes Abwarten wäre sträflicher Leichtsinn, der das Leben kosten kann.
Auch wenn die nachweisbare Geschwulst operativ entfernt wurde, sind die bei der Vorbeugung angegebenen Maßnahmen als Behandlung nicht mehr ausreichend. Die biologischen Richtungen der Medizin haben eine große Zahl von unterstützenden Heilbehandlungen entwickelt, die in manchen Fällen, frühzeitig angewandt, Hervorragendes leisten können. Die Behandlung dieser Kranken, eine der schwersten und verantwortungsvollsten Aufgaben, gehört in ärztliche Hand. Deshalb sollen die vielen Methoden und Möglichkeiten hier nicht angesprochen werden.
Durch die unverantwortliche Art, mit der manche Illustrierten den Krebs als Sensationsobjekt herausstellen, wurde beim unbefangenen Leser der irreführende Eindruck erweckt, als sei das Krebsproblem so einfach, daß nur »das« Heilmittel, das neue Wundermittel entdeckt zu werden brauchte, um das Krebsproblem zu lösen. Glauben Sie diesen Unsinn bitte nicht! Bei zahlreichen nicht lebensgefährlichen Krankheiten erwartet niemand, daß es ein einziges Heilmittel gibt, das in allen Fällen hundertprozentige Sicherheit völliger Heilung bietet. Jedermann weiß, daß es beispielsweise keine Heilung der Zuckerkrankheit gibt, daß Zuckerkranke vielmehr zeitlebens bestimmte Ernährungsvorschriften beachten müssen, wenn es ihnen gut gehen soll. Nur bei der bösartigsten Krankheit, dem Krebs, wird erwartet, daß mit einer einzigen Methode alle Krebskranken garantiert geheilt werden

können. Diese Vorstellung ist absurd. Es ist eine Verkennung des Krebses, zu glauben, die Vielfalt der zusammenwirkenden Ursachen (toxische Gesamtsituation) könnte mit *einer* Methode erfaßt werden.
Ist die Geschwulst so weit fortgeschritten, daß ihre vollständige oder teilweise Entfernung durch Operation nicht mehr möglich ist, so wird bekanntlich versucht, anstelle des Messers mit radioaktiven Strahlen die Geschwulstzellen zu zerstören. Diese Methode beruht auf der Erkenntnis, daß rasch wachsende Geschwulstzellen auf radioaktive Strahlen empfindlicher reagieren als gesunde, ausgereifte, in Ruhe befindliche Körperzellen. Man kann auf diese Weise die Geschwulstzellen mit einer bestimmten Strahlenmenge ausschalten, während die umgebenden gesunden Körperzellen erhalten bleiben.
Theoretisch scheint diese Behandlungsart ideal zu sein. In Wirklichkeit liegen die Verhältnisse komplizierter. Einerseits sind damit nur die Zellen in der Geschwulst selbst zu treffen, die bereits unsichtbar auf dem Blut- und Lymphwege verschleppten Zellen bleiben jedoch unberührt, eine Geschwulstaussaat ist also nicht zu verhüten. Andererseits wird das die Geschwulstzellen umgebende Gewebe zwar nicht zerstört, aber in seiner biologischen Kraft erheblich geschwächt.
Die Ausbreitung einer Geschwulst ist nicht nur von der Stärke ihrer Wachstumsneigung abhängig. Es kommt auch auf den Grad der Stoffwechselschädigung an und darauf, welchen Widerstand das umgebende gesunde Gewebe mit intakterem Stoffwechsel der Geschwulst entgegensetzt. Nun wird leider durch die Bestrahlung auch das umgebende Gewebe derart geschädigt, daß die Abwehrkräfte geschwächt werden.
Falls es mit der Bestrahlung nicht gelingt, das Ge-

schwulstgewebe vollständig zu zerstören, macht sich die Schwächung der biologischen Abwehrkraft des umgebenden Gewebes und des Gesamtorganismus um so nachteiliger bemerkbar. Die sich nun entwikkelnde Geschwulst spricht auf eine andere Behandlung weit weniger an. Die Chance der bestrahlten Patienten, durch eine biologische Ganzheitsbehandlung das Geschwulstwachstum günstig zu beeinflussen, ist erheblich geringer als die der nicht bestrahlten.
Auch die vielfach geübte vorbeugende Bestrahlung etwa nach einer Brustoperation hat mehr Nachteile als Vorteile. Ist es nicht gelungen, alle Geschwulstteile zu entfernen, so gilt das oben Gesagte. Ist aber die Geschwulst völlig entfernt, so ist eine örtliche Bestrahlung ohne Sinn. Die noch größere Gefahr der Bestrahlung liegt außerdem darin, daß der Kranke sich in dem trügerischen Glauben befindet, nun sei alles Notwendige getan, er müsse eben abwarten, ob er das Glück hat, daß in Zukunft alles gut geht, oder ob er das Pech hat, daß nach einiger Zeit ein Rückfall auftritt. Dies ist nicht eine Sache des Glücks oder Pechs, sondern abhängig von der Intensität der inneren Behandlungsmaßnahmen. Weder durch die Operation noch durch die Bestrahlung kann sich nämlich die krankhafte Stoffwechsellage ändern.
Gründliche Stoffwechseluntersuchungen an einer großen Anzahl von Krebskranken durch Professor Leupold haben im Gegenteil gezeigt, daß der Eingriff der Operation die Stoffwechsellage immer in ungünstiger Richtung beeinflußt. Es entsteht nach der Operation eine typische »Tumorkurve«, wie sie für andere experimentelle Eingriffe, die geschwulsterzeugend wirken, kennzeichnend ist. Daraus ist zu schließen, daß gerade nach einer Operation und nach einer Bestrahlung eine besondere Neigung zu vermehrtem Ge-

schwulstwachstum besteht. Das stimmt mit der klinischen Beobachtung überein. Eine Geschwulst kann durch Operieren »wild« werden. Für die Praxis bedeutet dies, daß gerade nach Eingriffen die innere Behandlung besonders intensiv den gestörten Stoffwechsel durch richtige Ernährung und andere biologische Maßnahmen zu beeinflussen versuchen muß.

Schlaf ist Vertrauenssache

Der Schlaf ist ein Geschenk, das nur der gnädig empfängt, der es nicht fordert. Das Verhalten fast aller Schlafgestörten steht zu dieser Erkenntnis in krassem Widerspruch. »Aber ich *will* doch schlafen«, ist ein Satz, den man als Arzt täglich von schlechten Schläfern hört. Doch je intensiver der Kranke seinen Willen einsetzt, um den Schlaf herbeizuzwingen, desto schlechter schläft er ein. Auch bei Schlafstörungen wirkt sich der Wille eher negativ aus; denn *der Schlaf hängt nicht vom Willen des Menschen ab.* Jeder Versuch in dieser Richtung ließe sich mit dem Bemühen vergleichen, den Zug der Wolken mit dem Willen lenken zu wollen.

Ein zweiter Punkt erschwert die Behandlung Schlafgestörter erheblich: *Die Bedeutung und Wichtigkeit des Schlafes wird überschätzt.* Die fast zwangsläufige Folge dieser Überschätzung ist das intensive Bemühen, die Schlafstörung mit allen Mitteln zu bekämpfen und möglichst augenblicklich zu beseitigen. Dazu eignet sich nur das chemische Schlafmittel. So erscheint der Griff zum Betäubungsmittel als die einfachste und folgerichtigste Lösung. Doch wer sich auf diese Weise zu helfen versucht, muß erleben, daß seine Hoffnungen enttäuscht werden.

Falsche Auffassungen über die Wichtigkeit ausreichenden Schlafes, die allen Menschen von Kindheit an eingeimpft werden, machen jede Schlafstörung zum zentralen Problem des Kranken. Der Schlaf wird dem Kind von Eltern und Erwachsenen als etwas sehr Wichtiges und Wertvolles dargestellt. Daher rührt wohl auch der Trugschluß, je mehr ein Mensch schläft, um so gesünder sei er auch. Obwohl die Dinge keineswegs so einfach liegen, führt diese falsche Vorstellung zu der Angst, im Krankheitsfall infolge schlechten Schlafs nicht gesund werden zu können. Schon die Schlafstörung macht deshalb den meisten bereits Sorgen.

Die Wichtigkeit des Schlafs wird häufig überbewertet

Schlafstörungen werden oft fälschlicherweise als Schlaflosigkeit bezeichnet. Das verstärkt noch die Angst des Kranken, der bezeichnenderweise stets von Schlaflosigkeit spricht, auch wenn er nur eine Stunde oder zwei später einschläft, als er wollte.
In all diesen Fällen ist der Kranke jedoch nicht gänzlich ohne Schlaf, also nicht schlaflos. Das häufige Erwachen bei bestimmten Durchschlafstörungen setzt sogar voraus, daß er ebenso häufig wieder eingeschlafen ist wie er aufwachte. Es gehört beim Schlafgestörten zur Regel, daß er eine Nacht, in der er fünfmal 10 Minuten wach lag oder mehrmals die Turmuhr schlagen hörte, als eine schlaflose Nacht bezeichnet, in der er kein Auge zugemacht habe. Da diese Überbewertung des Schlafes und seiner Störungen eine sinnvolle Behandlung ernstlich behindert, ist es nötig, sich mit den Ursachen der Schlafstörungen näher zu beschäftigen.
Die Schlafstörung stellt fraglos ein lästiges Symptom dar, und das Verlangen, sich rasch davon zu befreien, ist verständlich. Dasselbe gilt jedoch in gleichem Maße für jede andere lästige Krankheitserscheinung, ob es sich nun um Schmerzen irgendwelcher Art, um Haut-

ausschlag, Juckreiz oder Kurzatmigkeit handelt. Trotzdem ist der Kranke bei allen diesen Symptomen bereit, sich so lange einer Behandlung zu unterziehen, bis die zugrunde liegende Krankheit gebessert oder geheilt ist; nur bei schlechtem Schlaf wird diese Geduld nicht aufgebracht. Bereits in der ersten Nacht nach der Behandlung will der Kranke schon gut schlafen. Eine zweite oder dritte Nacht möchte er am liebsten nicht in Kauf nehmen. Die Überbewertung des Schlafes spielt hier wohl oft bewußt oder unbewußt eine Rolle — aber auch die Erfahrung, daß mit einem Betäubungsmittel dieses Ziel verhältnismäßig einfach und wenigstens für eine Nacht zu erzwingen ist.

Viele Kranke wissen natürlich, daß das Schlafmittel, das nur für eine Nacht einen künstlichen Schlaf herbeiführt, keine Lösung des komplizierten Problems chronischer Schlafstörungen ist. Trotzdem nehmen sie es ein. Bei ihnen herrscht die Ansicht vor, Schlafmittel seien weniger schädlich als Schlaflosigkeit. Für wenige Nächte mag dies tatsächlich zutreffen. Über längere Zeiträume hinweg ist das Einnehmen von Schlafmitteln jedoch keineswegs zu bagatellisieren.

Das Schlafmittel scheint nicht nur für den Kranken der einfachste Weg zur Beseitigung einer Schlafstörung zu sein. Es ist auch für den Arzt die bequemste Methode, weil es ihn der umständlichen und zeitraubenden Suche nach den Krankheitsursachen enthebt und dem Patienten unangenehme Änderungen der gewohnten Lebensweise erspart. Das Rezept für das Schlafmittel ist rasch geschrieben, und der Patient ist glücklich, daß er so schnell Hilfe bekommt; schon in der ersten Nacht spürt er Erfolg. Die Nachteile durch die damit erfolgte Unterdrückung des Warnsignals merkt er erst später. Will er dann vom Schlafmittel loskommen und versucht er es abzusetzen, muß er feststellen, daß er noch schlechter als vorher schläft. So bleibt ihm nichts anderes übrig, als weiterhin Schlafmittel zu schlucken.

Trägt er nun womöglich dem Arzt seine Sorgen vor, er könne doch nicht ständig Schlafmittel nehmen, bleibt dem Arzt, falls er nicht den mühevollen Weg ursächlicher Behandlung gehen will, aus psychologischen Gründen nichts anderes übrig, als das Einnehmen von Schlafmitteln zu verharmlosen. So wird der Kranke in der falschen Vorstellung bestärkt, die Schlafstörung schade ihm mehr als ihre Unterdrückung durch Medikamente. Er vermag natürlich nicht zu durchschauen, daß die Notlüge des Arztes eine konsequente Folge seiner symptomatischen Behandlungsweise ist. Welcher Arzt verordnet schließlich einem Patienten ein Medikament, das er für nötig hält, und erläutert gleichzeitig, daß es gesundheitsschädlich ist?

Schlafmittel haben weitere Nachteile. Einmal besteht wie bei jeder Symptom-Behandlung die Gefahr, daß die Behandlung der Grundkrankheit unterbleibt. Da die Ursachen nicht abgestellt werden, entwickelt sich die Krankheit weiter; und weil die Symptome unterdrückt werden, geht das unbemerkt vor sich — bis es zu einer Heilung zu spät sein kann. Und zum anderen kommt dazu noch der Schaden durch das Medikament selbst.

Selbstverständlich wirkt jedes Schlafmittel auf das Nervensystem ein. Da bei den meisten Schlafsuchenden eine Störung im Nervensystem vorliegt, wird ausgerechnet das Organ, das eine Stärkung benötigte, durch das Medikament geschwächt. Leider werden die Kranken über diesen Umstand dadurch hinweggetäuscht, daß manche Betäubungsmittel als Nervenberuhigungs- und -»stärkungs«mittel empfohlen werden.

Natürlich gibt es auch Fälle, bei denen die Verordnung von Schlafmitteln eine echte Hilfe darstellt. Dies trifft beispielsweise für manche endogene Depression zu. In solchen Fällen, die meist mit Schlaflosigkeit einhergehen, ist die Verordnung von Schlafmitteln nicht nur eine notwendige das Symptom betreffende Hilfe, sondern sie entfaltet oft eine deutlich heilende und den Verlauf abkürzende Wirkung.

Auch berufstätige Frauen fürchten oft, mangelnder Schlaf erzeuge am nächsten Tag schlechtes Befinden und eine Krankheitsverschlimmerung. Es wird dabei übersehen, daß schlechter Schlaf bereits ein Krankheitszeichen ist. Stimmte die Theorie, Krankheit entstünde durch schlechten Schlaf oder verschlimmerte sich dadurch, müßte ja das Schlafmittel rasch eine Besserung der Krankheit herbeiführen. Dies ist nicht der Fall. Deshalb stimmt auch diese Annahme nicht. Obwohl auch die berufstätige Kranke deutlich merkt, daß sie trotz des Schlafmittels immer kränker wird, daß die Leistungsfähigkeit nicht steigt und die anderen Krankheitssymptome nicht verschwinden, beharrt sie häufig dennoch auf der Einnahme von Schlafmitteln. Aus der Beobachtung, daß sie sich am nächsten Tag leistungsfähiger fühlt, wenn sie besser geschlafen hat, zieht sie den Schluß, der bessere Schlaf sei auch die Ursache für bessere Leistungsfähigkeit. Sie erwägt nicht, daß die Verhältnisse auch genau umgekehrt liegen können: Es geht ihr nicht deshalb besser, weil sie geschlafen hat, vielmehr ist besseres Schlafen ein Zeichen für besseres Befinden. An der Qualität des Schlafes ist der augenblickliche Stand der Gesundheit ablesbar; *der Schlaf ist ein Spiegel des Gesamtbefindens, nicht aber seine Ursache.*

Für die Beseitigung einer Schlafstörung ist das Wissen um diese Zusammenhänge unerläßliche Vorausset-

zung. Schlafstörungen sind stets Teilsymptome einer Allgemeinstörung, also einer Erkrankung. Es gilt also zuerst, die zugrunde liegende Krankheit zu erkennen, ihre Ursachen herauszufinden und zu behandeln. *Die wichtigste Behandlung der Schlafstörung besteht also in der Behandlung der ursächlichen Grundkrankheit.* Sie ist im entsprechenden Kapitel nachzulesen.
Die Behandlung der Grundkrankheit nach ganzheitlichen biologischen Grundsätzen und unter Berücksichtigung der Ursachen reicht in den meisten Krankheitsfällen aus, um auch die begleitende Schlafstörung zu beseitigen. Dies gilt vor allem für alle morphologischen Veränderungen und für die funktionellen Störungen, soweit sie als ernährungsbedingte Zivilisationsschäden beschrieben sind. Als Zusatzbehandlung haben sich einfache physikalische Anwendungen wie Kneippsche Waschungen, ableitende Knie- und Schenkelgüsse, Wassertreten, kalte Wickel, kurze Luftbäder und biologische Arzneimittel bewährt.
Einer besonderen Erwähnung bedarf die Homöopathie. Sie bietet für die Behandlung von Schlafstörungen infolge ihrer Individualisierungsmöglichkeit eine hervorragende und unentbehrliche Unterstützung. Praktisch kann jedes homöopathische Arzneimittel zum passenden »Schlafmittel« werden, natürlich nicht im Sinne eines Betäubungsmittels. Nach der Ähnlichkeitsregel, also nach homöopathischen Gesichtspunkten, kann solch ein Mittel das gesamte Krankheitsbild mit allen besonderen Erscheinungen erfassen, also auch die Schlafstörung. Ist die Schlafstörung zum Beispiel von Unruhe in den Beinen begleitet, so kommt ein anderes »Schlafmittel« in Frage als etwa bei übermäßigem Gedankenzufluß. Das homöopathische Arzneimittel, das zur Behandlung der Grundkrankheit nötig ist, ist jeweils zugleich das »Schlafmittel«.

Bei lebens- oder spannungsbedingten Krankheiten liegen insofern besondere Verhältnisse vor, als sie sehr viel häufiger als die ernährungsbedingten mit Schlafstörungen einhergehen. Die Schlafstörungen der spannungsbedingten Krankheiten äußern sich hauptsächlich als Einschlafstörungen, während die ernährungsbedingten Zivilisationskrankheiten sich eher als Durchschlafstörungen und Schlafverkürzung auswirken. Angesichts der besonderen Häufigkeit der Schlafstörungen bei lebensbedingten Krankheiten verpflichtet jede Schlafstörung, sich mit der Lebensgeschichte des Kranken zu befassen.

Jedermann sind die Zusammenhänge zwischen Sorgen und gestörtem Schlaf wohl bekannt. In dem Sprichwort »Ein gutes Gewissen ist ein sanftes Ruhekissen« kommt alte Volksweisheit zum Ausdruck: Zwischen Schlaf und Harmonie der Seele besteht ein enger Zusammenhang. Meist sind es aber nicht die dem Kranken bewußten Sorgen im engeren Sinne, die seine innere Harmonie stören. Als Hintergrund der Schlafstörung findet sich häufig Unzufriedenheit, die dem einzelnen gar nicht recht bewußt ist. Bewußte Sorgen können natürlich auch den Schlaf beunruhigen; sie tun dies aber weniger, als gemeinhin angenommen wird. Gegen alles, was ihm bewußt ist, kann der Mensch etwas unternehmen. Er kann handeln und versuchen, die Umstände zu ändern. Schon die Möglichkeit der Aktivität ist nützlich. Umstände aber, die der Mensch für aus eigener Kraft unabänderlich hält, belasten ihn stärker und wirken damit auch schlafstörender als all das, wogegen er aktiv etwas unternehmen kann.

Berufstätigen Frauen geht es oft so. Sie sind überlastet, weil sie neben dem Beruf auch noch ihren Haushalt versorgen müssen. Dadurch bleibt ihnen keine

Zeit für ihr Privatleben. Pausenlose Hetze läßt keinen Raum für befriedigende Lebensgestaltung. Der Beruf allein, auch wenn er voll befriedigt, reicht nicht aus, dem Leben einen tieferen Sinn zu geben und ein Geborgenheitsgefühl zu entwickeln. Die Erfüllung der Wünsche des täglichen Lebens, der Besitz einer schönen Wohnung, eines Autos, eines Fernsehapparates usw. schließt innere Befriedigung nicht ein. Dazu ist eine kompromißlose Anerkennung der Schöpfungsgesetze nötig, die allein ein Geborgenheitsgefühl in dieser scheinbar so feindlichen und kampferfordernden Welt hervorbringt.

Die nähere Beschäftigung mit chronisch Schlafgestörten zeigt, daß ihnen dieses Geborgenheitsgefühl fehlt. Tatsächlich empfinden sie das Leben an einem oder mehreren Punkten als etwas Feindliches, manchmal sogar nicht nur als etwas allgemein Feindliches, sondern als etwas speziell gegen sie Gerichtetes. So finden sich durch Erziehungsfehler entstandene unbewußte Fehlhaltungen anderen Menschen gegenüber, die sich als Unsicherheit und Minderwertigkeitskomplexe äußern können; oder die Beziehung zum anderen Geschlecht ist durch falsche Sexualerziehung oder aus anderen Gründen nicht in die richtigen Bahnen gekommen; oder es sind Unfreiheiten entstanden, weil keine rechtzeitige Lösung von den Eltern erfolgte. All diesen und anderen unbewußten Haltungen aber ist eines gemeinsam: Es liegt ihnen ein mehr oder weniger starker Mangel an Vertrauen zu dieser Welt und damit zu Gott zugrunde.

Soll die Behandlung nicht im Oberflächlichen und damit in der Erfolglosigkeit steckenbleiben, so kann sie an religiösen Fragen, an der Stellung des einzelnen Menschen zu Gott nicht vorbeigehen. Ob de, Mensch die ihn umgebende Welt als Widersacher empfindet, der ihn nicht zur Sicherheit, Ruhe und Geborgenheit kommen läßt, ist letzten Endes dasselbe, als ob er Gott anklagt, daß er die Welt so und nicht anders geschaffen hat. Das Nichtanerkennen des Mitmenschen mit all seinen Fehlern bedeutet zugleich eine Nichtanerkennung des Schöpfers. Diese Zusammenhänge sind, wie die ärztliche Erfahrung in der Sprechstunde zeigt, dem Kranken nicht bewußt. Es besteht aber die Möglichkeit, sie ihm klarzumachen. Bei der Heilbehandlung der chronischen Schlafstörung ist dies unerläßlich.

Hierbei ist der Traum oft eine unentbehrliche Hilfe. Und es ist kein Zufall, daß Schlafgestörte häufig an Träumen »leiden«. Das heißt, viele empfinden ihre Träume als derart störend, daß sie Träume mit Schlechtschlafen gleichsetzen. Oft leiden sie deshalb noch mehr, weil sie irgendwoher wissen, daß man nur bei geringer Schlaftiefe träumt. Anstatt sich darüber zu freuen, daß der Traum ein hilfreicher Hinweis der Natur ist, um die anzupackenden Probleme aufzuzeigen, ist der Traum für sie ein Anlaß zur Angst. Dadurch wird das notwendige Geborgenheitsgefühl nicht gerade erhöht. Der Traum darf nicht negativ gesehen werden, sondern muß als hilfreich anerkannt werden.

Der Gesunde, der gut schläft, kann nicht sagen, wie er das macht. Gerade das »Nichtsmachen« ist die wichtigste Voraussetzung für das Einschlafen. Der Kranke aber, für den das Einschlafen ein Problem geworden ist, hat dadurch die Unbefangenheit dem Schlaf gegenüber verloren. Selbst ein Gesunder, der nie Probleme mit dem Einschlafen hat, kann erreichen, daß er nicht einschläft; er muß seine Aufmerksamkeit nur intensiv genug auf den Einschlafvorgang richten, um dem Schlaf sozusagen hinter die Schliche zu kommen — und schon bleibt der Schlaf aus.

Wie sehr die Angst vor dem Nicht-schlafen-Können zur Unterhaltung der Schlafstörung beiträgt, läßt sich an einem Experiment immer wieder demonstrieren: Es ist manchmal für den Kranken in der Übergangszeit eine gute Hilfe, wenn er für alle Fälle eine echte Schlaftablette auf das Nachttischchen gelegt bekommt mit der Anweisung, er dürfe sie nehmen, sobald er glaube, daß es ohne sie nicht ginge. Die Sicherheit, die von dieser Tablette ausgeht, reicht häufig zum Einschlafen aus. Die Wirkung dieser »Strahlungs«-Tablette muß als deutlicher Hinweis darauf gesehen werden, welch wichtige Rolle psychologische Momente bei all diesen Fragen spielen.

Solange es nicht gelingt, die Angstkette zu durchbrechen, die ihren letzten Grund in der Überschätzung des Schlafwertes hat, ist alle Behandlungsmühe vergeblich. Nebenher gilt es noch, so manche andere falsche Vorstellung auszuräumen.

Man hört immer wieder die Ansicht, der Mensch müsse möglichst viel schlafen, weil dies für seine Gesundheit besonders wichtig sei. In dieser allgemeinen Form ist diese Ansicht nicht richtig, vor allem dann nicht, wenn daraus der Schluß abgeleitet wird, Menschen, die viel Schlaf benötigen und deshalb auch viel schlafen, seien gesünder als solche, die weniger Schlaf brauchen und deshalb auch weniger schlafen.

Wenn sich der niederländische Maler Rembrandt in einer besonders intensiven Schaffensperiode befand, arbeitete er Tag und Nacht pausenlos. Es kann zwar durchaus nicht gefolgert werden, daß wenig Schlaf zu großen Leistungen befähigt. Aber umgekehrt erfordern große Leistungen auch nicht unbedingt viel Schlaf. Vitale Menschen, die in einem langen Leben Unerhörtes leisten, sind meistens Kurzschläfer. Auch diese Beobachtung paßt nicht zu der kleinbürgerli-

chen Ansicht, viel Schlaf bringe viel Kraft. Wenn auch der Spruch »Viel schlafen macht dumm« nicht wörtlich zu nehmen ist, ein Körnchen Wahrheit ist darin: Mit Schlaf ist nicht alles zu gewinnen.
Man sollte die Schlafdauer dem jeweiligen Bedürfnis anpassen. Daß mehr Schlaf nicht entsprechend mehr Leistung und Frische bringt, hat mancher beispielsweise am Sonntag erlebt, wenn er mehrere Stunden länger schläft als sonst. Viele fühlen sich danach unfrisch und zerschlagen und brauchen Stunden, bis sie ihr Gleichgewicht wieder hergestellt haben. Diese Erscheinung, über die sich manche Kranken wundern, widerlegt auch die Theorie, daß der Schlaf nötig sei, um Ermüdungsstoffe zu vernichten, die sich angeblich im Wachzustand bilden. Obwohl es heute möglich ist, Substanzen bis zum millionstel Gramm nachzuweisen, ist noch nie ein solcher Ermüdungsstoff im menschlichen Körper gefunden worden. Er wird auch nie gefunden werden, denn es gibt ihn nicht. Nach den herrschenden Vorstellungen der Lehrmedizin, die vorwiegend physikalisch-chemisch, das heißt naturwissenschaftlich orientiert ist, läßt sich das Phänomen des Schlafes nicht erklären. Für die rein mechanische Denkweise ist er bis heute ein Rätsel. Das zeigt sich auch daran, daß wissenschaftliche Arbeiten über den Schlaf — soweit es nicht die Wirkung von Schlafmitteln betrifft — im Vergleich zu Arbeiten über andere physiologische körperliche Vorgänge außerordentlich selten sind. In einer Verlegenheitstheorie wurden deshalb Ermüdungsstoffe angenommen, die, wie gesagt, nie nachgewiesen werden konnten. Man weiß wohl, daß es im Bereich der vegetativen Regulationszentren im Zwischenhirn auch ein Zentrum gibt, das den Schlaf- und Wachrhythmus steuert. Die enge Nachbarschaft aller vegetativen Zentren macht um so deutli-

cher, daß Schlafstörungen eng mit anderen vegetativen Störungen verknüpft sind.
Weil die naturwissenschaftlich orientierte Lehrmedizin nichts Grundsätzliches über das Wesen des Schlafes und seiner Störungen auszusagen hat, erschöpfen sich auch alle wissenschaftlichen Bemühungen in der Erfindung neuer Schlafmittel. Auf derselben primitiven Ebene bewegen sich demnach notgedrungen auch alle therapeutischen Bemühungen.
Auf geisteswissenschaftlicher Seite kann demgegenüber die anthroposophische Lehre ganz andere Einblicke in das Wesen des Schlafes vermitteln, wodurch auch die Schlafstörungen in einem völlig anderen Lichte erscheinen. Es ist zwar kaum möglich, jemand, dem anthroposophische Gedankengänge fremd sind, mit der geisteswissenschaftlichen Auffassung vom Wesen des Schlafes vertraut zu machen. Dennoch möchte ich das Grundsätzliche in sehr vereinfachter Weise darstellen, um zu zeigen, wie sich — bei einer anderen Denkweise — die Schlafstörung aus einer Verschiebung natürlicher Kräftegruppen erklären läßt.
Die anthroposophische Lehre nimmt an, daß der Mensch aus vier Wesensgliedern besteht, indem er das Wesentliche des Mineralreichs, des Pflanzenreichs und des Tierreichs in sich zusammenfaßt. So gibt es im Menschen

1. etwas, das er mit dem Mineralreich gemeinsam hat: die mineralischen Stoffe (physischer Leib),
2. etwas, das mit den Lebenserscheinungen des Pflanzenreiches verbunden ist: Der Mensch ist ein lebendes Wesen (Ätherleib),
3. etwas, das mit dem Fühlen und Empfinden, dem Schmerzerleben der Tierwelt zusammenhängt: Der Mensch ist ein empfindendes Wesen (Astralleib) und

4. das, was mit dem menschlichen Ich zusammenhängt (Geisteswesen). Diese vier Glieder des Menschen sind gewissermaßen wie ein Leib des Menschen zu verstehen, drei davon als übersinnliche Gebilde.
Beim gesunden Menschen sind diese vier Wesensglieder in harmonischem Gleichgewicht; Krankheiten sind als Störungen dieser Harmonie zu verstehen. Man könnte demnach zum Beispiel den Krebs als ein Überwiegen der formbildenden Kräfte auffassen, die nicht mehr von den astralischen in Schach gehalten werden. Man könnte das schrankenlose Wachstum der Geschwulst mit dem unbegrenzten Wachstum pflanzlicher Vegetation vergleichen. Daß normalerweise beim Menschen diese ätherischen Kräfte nicht zu einem solchen schrankenlosen Wachstum führen, hängt nach Meinung der Anthroposophen mit den entgegenwirkenden Kräften des Astralleibs und der Ich-Organisation zusammen.
An diesem Beispiel sollte in stark vereinfachtem Schema die Wirkung der vier Wesensglieder des Menschen aufgezeigt werden, damit man sich über die geisteswissenschaftliche Auffassung vom Schlaf ein ungefähres Bild machen kann. In dem Augenblick des Einschlafens trennen sich der astralische Leib und die Ich-Organisation vom physischen und ätherischen Leib. Nur im Wachzustand ist ein völliges Durchdringen der vier Glieder der Menschennatur vorhanden. Wenn jemand nicht zum Schlafen kommt und zu lange wach liegt, bedeutet dies, daß die oberen Wesensglieder, das Seelisch-Geistige, zu stark in das Physisch-Ätherische eingreifen. Oder wenn umgekehrt das Seelisch-Geistige zu schwach eingreift, dann wird der Leib nicht genügend durchgestaltet; der Mensch wacht gewissermaßen nicht richtig auf. Dann fängt das Leiblich-Ätherische zu wuchern an, und so entste-

hen die Krankheiten in Richtung der Geschwülste. Man könnte auch vereinfacht sagen: Der Schlafgestörte lebt in einer Phase, in der er zuwenig Pflanze ist; er kann sich damit trösten, daß dann eine Kräfteverteilung vorliegt, die zum Beispiel eine Bereitschaft zur Krebserkrankung ausschließt.
Auch nach geisteswissenschaftlicher Auffassung kommt also in Übereinstimmung mit der biologischen Betrachtungsweise der Schlafstörung keine zentrale Bedeutung zu. Sie ist vielmehr nur ein Hinweis auf eine Verschiebung der Wirkung bestimmter Kräfte, wie sie bei zahlreichen anderen Gesundheitsstörungen vorkommen. Alle Schlafstörungen sind ihrem Wesen nach Rhythmusstörungen. Auch aus diesem Grund ist es falsch, von Schlaflosigkeit zu sprechen. Denn auch der angeblich völlig Schlaflose schläft, nur nicht zu der Zeit, da er es wünscht.

Rhythmusstörung durch Kaffee und Tee

Wer wieder gut schlafen will, sollte sich aller Drogen und Genußmittel enthalten, die in den Schlaf-Wach-Rhythmus eingreifen können. Am störendsten wirken hier Kaffee und Tee. Diese Anregungsmittel werden meistens morgens genossen. Da sich die Schlafstörung aber erst nachts bemerkbar macht, also fast einen Tag später, kann der Kranke kaum verstehen, daß Kaffee oder Tee einen Einfluß auf seinen Schlaf haben sollen. Dieser Einfluß ist jedoch eindeutig. Der Kranke verteidigt seinen Kaffee- und Teegenuß häufig mit dem Argument, er könne ohne ihn nicht auskommen; denn gerade morgens sei er ja wegen des ungenügenden Schlafes nicht leistungsfähig genug und brauche die Anregung.

Betroffen sind davon alle Menschen, die morgens eine lange Anlaufzeit brauchen, bis sie in Schwung kommen. Sie finden morgens schlecht aus dem Bett, werden erst abends besonders leistungsfähig und gehen entsprechend spät schlafen. Es ist verständlich, daß diese Nachtmenschen leicht in Versuchung kommen, die morgendliche Flaute durch künstliche Anregungsmittel zu beheben. Daß sie damit gegen ihren von der Natur festgelegten Rhythmus verstoßen, wissen sie nicht. Im Gegensatz zu diesem Typ von Mensch gibt es andere, die morgens leichter aus dem Bett kommen, sofort ohne Anlaufzeit voll im Gange sind und dafür abends das Bedürfnis haben, früh ins Bett zu gehen. Bei diesen Morgenmenschen wirkt Kaffeegenuß nicht als Eingriff in den Lebensrhythmus.
Diese Unterscheidungen finden sich schon unter Kindern. Die »Abendtypen« sind daran zu erkennen, daß sie morgens vor der Schule nichts essen können, während die »Morgentypen« nach Essen verlangen. Wer von der Existenz dieser verschiedenen Typen nichts weiß, macht leicht den Fehler, ein Kind, das vor der Schule keinen Appetit hat, zum Essen zu zwingen. Abgesehen davon, daß das Leben gegen den Rhythmus immer nur Nachteile bringt, kann auch durch Zwang auf die Dauer der eingeborene Rhythmus nicht geändert werden. Einem Kind des Abendtyps sollte man also ein Vollkornbrot und etwas Obst mit in die Schule geben, da es gegen 10 bis 11 Uhr immer Hunger hat, und es morgens besser nicht zum Essen zwingen.
Für den durch Krankheit, falsche Lebensgewohnheiten und Genußmittel aus dem Rhythmus gekommenen Schlafgestörten sind natürlich einige Tage zur Heilung zu kurz. Bis die Störfaktoren ausgeschaltet sind und die ursächliche Krankheitsbehandlung Wirkung zeigt, vergeht einige Zeit. Kaum eine Krankheit läßt sich in

wenigen Tagen heilen, und so verschwindet natürlich auch das Symptom Schlafstörung nicht über Nacht.
Aus diesem Grund ist für die Beseitigung mancher Schlafstörung eine Krankenhausbehandlung erforderlich. Häufig läßt sich nur so die Angstkette durchbrechen und die nötige Zeit für die Wiederherstellung des rechten Schlaf-Wach-Rhythmus finden. Dies gilt in erster Linie für die überlastete berufstätige Frau.
Oft nützt dem schlechten Schläfer allerdings bereits der Hinweis, daß auch Gesunde nicht jede Nacht gleich gut schlafen und daß dies auch gar nicht nötig ist.
Der Körper verlangt stets irgendwann sein Recht, es gelingt nämlich nicht, einen Menschen durch ständige äußere Reize über längere Zeit wach zu halten. Der Mensch wird stets irgendwann vom Schlaf überwältigt Kinder beispielsweise werden bei langen Eisenbahnfahrten in den unbequemsten Körperstellungen vom Schlaf übermannt, wenn sie ihn brauchen. Sie schlafen auch über ihrem Spielzeug ein. Auch Soldaten, die im Kriegseinsatz pausenlos über Tage und Nächte übermenschlichen körperlichen und seelischen Belastungen ausgesetzt waren, erlagen unwiderstehlich dem Schlaf, ob sie wollten oder nicht.
Wer dem Funktionieren der Naturgesetze traut, möchte den von lebensfremden Theoretikern aufgestellten Angaben, wieviel Stunden ein Kind im jeweiligen Lebensalter schlafen muß, den ketzerischen, aber den Tatsachen näherkommenden Spruch entgegensetzen: »Wenn sich kein Schlaf einstellt, ist er nicht nötig.« Es wird schon seinen tieferen Sinn haben, wenn die Natur bei manchen Krankheiten den Schlaf verkürzt. Auch der Appetitmangel, der manche Krankheit begleitet, kann schließlich durchaus sinnvoll sein.
Wie viele Mütter ängstigen sich unnötig, wenn ihr Kind

nicht die in Tabellen angegebenen Stunden Schlaf erreicht. Sie müssen lernen, daß das Schlafbedürfnis individuell ebenso verschieden ist wie etwa der Charakter oder andere persönliche Eigentümlichkeiten. Theorien werden häufig den tatsächlichen Gegebenheiten des Lebens nicht gerecht, sondern erzeugen allenfalls unnötige Ängste.
Was für den Schlaf des Kindes gilt, gilt genauso für den des Erwachsenen. Auch er hat in gesunden und kranken Tagen sein bestimmtes Schlafverhalten. Jeder weiß, wie verschieden die Schlafgewohnheiten der einzelnen sind: in gesunden Tagen werden sie respektiert und als selbstverständlich hingenommen. Nur in Zeiten der Krankheit soll der Schlaf plötzlich genormt sein? Der Kranke erwartet, daß er so gut wie sonst schläft, während er alle anderen Krankheitserscheinungen in Kauf zu nehmen bereit ist. Wer sich mit allen Kräften um eine bestmögliche Gesundheit bemüht, braucht sich um seinen Schlaf nicht mehr zu sorgen. Denn er wird soviel schlafen wie notwendig. Anstelle der bisherigen Auffassung »Ich muß schlafen, damit ich gesund werde!« sollte die Erkenntnis treten »Ich muß gesund werden, damit ich schlafe.«
Jeder kann dann die Hoffnung haben, daß auch für ihn die Worte Goethes gelten:

»Süßer Schlaf, Du kommst wie reines Glück,
ungebeten, unerfleht am willigsten.
Du lösest die Knoten strenger Gedanken, verwischest
alle Bilder der Freude und des Schmerzes —
wir versinken und hören auf zu sein.«

Lebensbedingte Krankheiten

Selbstverständlich beruhen nicht alle Krankheiten auf den erwähnten Fehlern in der Ernährung. Es gibt noch viele Krankheiten mit anderen Ursachen. Wir fassen sie als *lebensbedingt* zusammen, weil die Krankheitsursachen im täglichen Leben begründet sind. Zwischenmenschliche Beziehungen können zu Spannungen führen, zwischen den Geschlechtern innerhalb und außerhalb einer Ehe, zwischen Eltern und Kindern, zwischen Vorgesetzten und Untergebenen und überhaupt im täglichen Umgang mit Menschen. Belastungen durch Erlebnisse, Folgen der Erziehung, Formung durch Beruf und den Zeitgeist schlagen sich im Weltbild des einzelnen nieder. Es ist das Endergebnis seiner in der Vergangenheit erworbenen Erkenntnisse.

Natürlich spielen bei vielen Krankheiten beide Komponenten eine Rolle, sowohl Ernährungsfehler wie auch Lebensumstände. Um nicht mit untauglichen Mitteln am untauglichen Objekt zu arbeiten, ist vor jeder Behandlung unbedingt festzustellen, wie weit eine Krankheit ernährungs- oder lebensbedingt ist. Da sich lebensbedingte Krankheiten besonders häufig als Funktionsstörungen der Verdauungsorgane äußern, bemühen sich gerade solche Kranke, die mit den gegebenen Lebensumständen nicht zurecht kommen, um richtige Ernährung. Sie probieren im Laufe des Lebens eine große Zahl von Ernährungsratschlägen und Diäten durch, nehmen sogar den Ratschlag des Naturapostels und verschrobenen Außenseiters an, nur um gesund zu werden, aber natürlich ohne Erfolg. Diese untauglichen Versuche, Folgen von ungelösten Lebensproblemen mit Vollkornbrot heilen zu wollen, sind psychologisch gut zu verstehen. Denn es ist bequemer, eine andere Brotsorte zu kaufen als das Verhalten zu ändern.

Andererseits ist es nicht selten, daß Patienten mit eindeutig ernährungsbedingten Krankheiten dazu neigen, sich psychotherapeutisch behandeln zu lassen, natürlich ebenfalls vergeblich. Ich kenne Patienten, die sich wegen Stuhlverstopfung jahrelang psychotherapeutisch behandeln ließen, in der Annahme, es handele sich um Verkrampfungen. Mit richtiger Ernährung waren sie dann in drei Tagen ihre Verstopfung los. Es ist daher entscheidend wichtig, zu erkennen, wie weit die Krankheit lebens- oder ernährungsbedingt ist.

Die Ursachen der lebensbedingten Krankheiten sind dem Kranken meist genausowenig bewußt wie diejenigen der ernährungsbedingten. Einer der zahlreichen Gründe dafür liegt darin, daß diese Erkrankungen mit unpassenden Namen bezeichnet werden. Sie laufen unter irreführenden und nichtssagenden Diagnosen wie »Es sind die Nerven«, es handele sich »nur um nervöse« Beschwerden, die Beschwerden seien »eingebildet« und andere.

Da sich unter dem Wort »Nerven« vielseitige Probleme verstecken, wäre es gut, es überhaupt nicht zu gebrauchen. Man ist dann gezwungen, die Sache beim richtigen Namen zu nennen, und Mißverständnisse werden vermieden. Selbstverständlich gibt es auch Erkrankungen des Nervensystems, das sind die Erkrankungen des Gehirns und Rückenmarks, zum Beispiel die Multiple Sklerose, die sich in Lähmungen äußert.

Bei den Erkrankungen, die gemeinhin mit dem Schlagwort »nervös« abgetan werden, geht es aber um etwas völlig anderes. Hier ist der Mensch als Ganzes in seiner Geist-Leib-Seele-Einheit erkrankt. Dies ist der Grund, weshalb diese Störungen auch oft als seelisch bezeichnet werden. Aber auch diese Bezeichnung trifft nicht das Wesentliche.

Da der Mensch nicht aus Seele und Körper besteht, sondern eine Körper-Seele-Einheit darstellt, kann auch der Körper nicht isoliert erkranken, ohne sich auch im seelischen Bereich mit entsprechenden Veränderungen zu äußern. Und umgekehrt äußert sich jede körperliche Störung auch mit entsprechenden Erscheinungen im psychischen Bereich.

Nehmen wir das Beispiel eines Menschen, der an einem Magengeschwür erkrankt ist. Er hat eben nicht nur ein Loch in der Magenschleimhaut und dazu Schmerzen, sondern er ist auch in seinem Wesen verändert: verdrießlich, mürrisch und reizbar. Und hier beginnt bereits die interessante Problematik: Ist er mürrisch, reizbar und verdrießlich, weil er ein Magengeschwür hat, oder hat er ein Magengeschwür, weil er mürrisch ist? Hier zeigt sich die enge Verflechtung von Seelischem und Körperlichem, die weder in gesunden noch in kranken Tagen zu trennen ist.

Damit ist zugleich darauf hingewiesen, daß die Seele nicht auf den Körper einwirkt und der Körper nicht auf die Seele, sondern daß an Vorgängen im menschlichen Organismus, seien sie normal oder krankhaft, immer der ganze Mensch beteiligt ist. Körperliche Vorgänge haben ihre Entsprechung im seelischen Bereich und umgekehrt, gleichgültig ob es sich um angenehme Empfindungen beim Schlucken eines Stückchens Schokolade handelt oder um Mißempfinden beim Ischias-Schmerz. Ein Erlebnis, das uns in Spannung versetzt, kann zu Störungen von Organ-

funktionen führen, umgekehrt kann sich eine Funktionsstörung eines Organs in seelischer Verstimmung ausdrücken.
Wer diese einfache Beziehung begriffen hat, wird auch verstehen, daß es keine seelisch bedingten Krankheiten gibt, wie man dies so oft hört, genausowenig, wie es körperlich bedingte Krankheiten gibt. Die Krankheiten spielen sich mehr oder weniger im körperlichen und seelischen Bereich ab. *Bedingt* = verursacht sind sie jedoch weder durch den Körper noch durch die Seele.
Krankheitsursachen sind also nicht in der Seele oder im Körper zu finden; aber sie können sich an den Körperorganen und an der Seele äußern. Krankheitsursachen liegen immer außerhalb des Menschen, in dem, was er ißt, was er tut, was er denkt und was er erlebt.
Damit wird zugleich der bare Unsinn deutlich, der in dem häufig gebrauchten Ausdruck »nervös bedingt« liegt. Da der Kranke den Ausdruck »seelisch« nicht gerne in den Mund nimmt, sagt er »nervös« bedingt, wenn er »seelisch« bedingt meint. Aber es gibt auch keine seelisch »bedingte« Krankheiten, wie wir eben sahen. Es gibt nur Krankheiten, die sich im seelischen Bereich abspielen; aber die Seele ist nicht ihre Ursache.
Dies kann nicht oft genug wiederholt werden. Die falschen Begriffe sind so festgewurzelt, daß bei einmaligem Hinweis auf die fehlerhaften Vorstellungen, die sich mit falschen Begriffen zwangsläufig verbinden müssen, das Wesentliche oft nicht erkannt wird. Das Wesentliche liegt im folgenden: Der Mensch muß erkennen, daß die Ursachen seiner sogenannten nervösen bzw. seelischen Störungen in seiner Vergangenheit zu suchen sind. Die Verwechslung von »nervös« und »seelisch« ist nicht zufällig; sie hat tiefere psycho-

logische Gründe, die den meisten nicht bewußt sind, hier aber ausgesprochen werden sollen: Der Kranke, dem man sagt, er sei seelisch gestört, empfindet diese »Diagnose« als moralisch abwertend. Deshalb sträuben sich alle Kranken, sich als seelisch krank abstempeln zu lassen. Sie geben sich lieber mit noch falscheren »Diagnosen« wie »nervös«, »nervös bedingt«, »nur nervös«, »seelisch bedingt« zufrieden, obwohl sich innerlich etwas auch gegen diese Ausdrücke sträubt. Der Kranke fühlt, daß diese Vorstellungen am Kern der Sache vorbeigehen.

Wie kommt es, daß der Mensch sich abgewertet fühlt, wenn man seine Krankheit mit den Nerven bzw. der Seele in Verbindung bringt, daß er sich eines solchen Leidens schämt, während er unbekümmert ein Leiden, das als körperlich angesehen wird, seinen Mitmenschen mitteilt?

Dies ist nicht so sehr ein Überbleibsel mittelalterlicher Vorstellungen, nach denen Geisteskranke als mit dem Teufel im Bunde angesehen wurden und öffentlich auf dem Marktplatz in Käfigen an den Pranger gestellt wurden. Wenn auch heute solche Vorstellungen nicht mehr vorhanden sind, so haben doch die meisten Menschen auch jetzt noch gegenüber Erkrankungen im geistig-seelischen Bereich ein Gefühl des Mißbehagens, des Unheimlichen, des Uneinfühlbaren.

Ein anderer Grund, weshalb sich der Kranke nicht durch die Bezeichnung »seelisch« abwerten lassen will, liegt vielfach darin, daß »seelisch« bzw. »nervös« mit »eingebildet« gleichgesetzt wird. Wie oft hört man in der Sprechstunde vom Kranken die bange Frage: »Oder bilde ich mir alles nur ein?« Diese Frage bedeutet mit Sicherheit, daß der Kranke das Wesen seiner Krankheit noch nicht begriffen hat und von den Ursachen und Zusammenhängen noch keine Ahnung hat.

Dieser Umstand ist deshalb so wichtig, weil eine Heilung einer Krankheit unmöglich ist, solange der Kranke sie als unheimlich empfindet, und er empfindet sie so lange als unheimlich, bis er sie durchschaut hat. Diagnose heißt durchschauen. Die Heilung einer sogenannten nervösen Erkrankung setzt also eine richtige Diagnose voraus, und die Diagnose muß auch die lebensbedingten Ursachen beinhalten, sonst ist sie für eine Heilung nicht ausreichend.

Es gibt keine eingebildeten Krankheiten und keine eingebildeten Beschwerden, sondern es gibt nur Krankheiten, deren Ursachen dem Kranken bzw. dem Behandler nicht bekannt oder von ihm noch nicht erkannt sind.

Fehlt dieses Wissen, dann flüchtet man sich in nichtssagende Allgemeinplätze wie »nur nervös« usw., mit denen der Kranke nicht nur nichts anfangen kann, sondern die ihn noch tiefer in die Krankheit hineintreiben. Diese falschen Bezeichnungen führen auch dazu, daß der Kranke sich von seinen Mitmenschen nicht verstanden fühlt. Dies ist bei diesen Kranken besonders nachteilig, da es ja gerade Menschen sind, deren Schwierigkeiten in ihren zwischenmenschlichen Beziehungen liegen. Statt daß sie auf diesem Gebiet Hilfe bekommen, werden sie in noch stärkere Isolierung getrieben. Hinter »Einbildung« stecken also noch nicht erkannte Zusammenhänge, die es unbedingt in jedem Einzelfall aufzudecken gilt. Meist sind sie einfach aus dem Schicksal des Menschen abzulesen. *Die Krankheit entspricht der Lebensgeschichte des Menschen.*

Ein weiterer Grund, weshalb die Diagnose »nur nervös« mit Recht vom Kranken als Abwertung empfunden wird, liegt in dem Wörtchen »nur«. Dem Kranken, der sich krank fühlt und der unter seinen Beschwerden leidet, wird mit dem Wörtchen »nur« bescheinigt, daß er ja gar nicht richtig krank ist. Es ist nur ein kurzer Schritt zu der Schlußfolgerung: Also ist alles nur eingebildet.

Die Zahl dieser Patienten ist riesengroß. Sie bleiben unverstanden und müssen daher praktisch ungeheilt bleiben. Der tiefere Grund dafür liegt in der materialistischen Prägung des heutigen Menschen. Er ist so erzogen, daß er nur noch das glaubt, was mit physikalischen und chemischen Methoden im Labor nachweisbar ist. Daß der Mensch ein beseeltes Wesen ist, wird aber mit solchen Methoden nie nachweisbar sein.

Zum besseren Verständnis der Tatsache, daß der Mensch bei jeder Krankheit sowohl in seinem körperlichen wie in seinem geistigen Bereich betroffen wird, ist etwas zu wissen hilfreich: Der Mensch besitzt ein Organsystem, das diese enge Beziehung zwischen Leib und Seele vermittelt. Es handelt sich um das *vegetative System.* Dieses besteht aus dem vegetativen Nervensystem und den inneren Drüsen. Das vegetative Nervensystem ist derjenige Teil des Nervensystems, der unabhängig vom Willen die Funktionen der einzelnen Organe steuert, das Zusammenspiel der Organe untereinander gewährleistet und die Vermittlung zwischen der Außenwelt und dem Organismus herstellt. Alles, was der Mensch sieht, was er hört, fühlt, schmeckt und riecht, das heißt, alles, was ihm seine Sinnesorgane vermitteln, wird zum Gehirn geleitet und dort zur Wahrnehmung verarbeitet.

Es bedeutet für den Kranken eine ungeheure Befreiung und den ersten Schritt zur Heilung, wenn er erfährt und begreift, daß das vegetative Nervensystem wirklich ein echtes Organ ist. Damit ist ihm klargeworden, daß auch er in die Gruppe der organisch Kranken gehört und damit eine systematische Behandlung und eine Heilung möglich sind.

Damit kommen wir zu einem weiteren wichtigen

Punkt, nämlich zu der Feststellung, *daß es nur organische Krankheiten gibt.* Eigentlich ist auch dieses selbstverständlich; denn der Mensch setzt sich aus einzelnen Organen zusammen. Wenn er erkrankt, kann die Krankheit ja nur ihren Sitz in einem oder mehreren Organen haben. Es gibt keine Krankheit, die im luftleeren Raum zwischen den Organen sitzt.

Wieso wird immer wieder Kranken, die jahrelang Schmerzen und zahlreiche andere Beschwerden haben, nach gründlicher Untersuchung gesagt, sie seien organisch völlig gesund? Der Mediziner meint mit »organisch gesund« nicht etwa, die Organe seien gesund — wie es der Kranke natürlich auffassen muß —, sondern er will ausdrücken, daß an den Organen mit seinen Untersuchungsmethoden keine Formveränderung nachweisbar ist. Er versteht also unter »organisch« etwas völlig anderes als der Laie mit gesundem Menschenverstand. Deshalb sollte es eigentlich nicht erlaubt sein, einen solchen Ausdruck zu gebrauchen, ohne zu erklären, was wirklich damit gemeint ist.

Es ist also völlig widersinnig, die Krankheiten der Organe in organische und nicht organische einzuteilen. Man kann nur unterscheiden zwischen Krankheitstypen: Entweder weist das Organ eine *Formveränderung* (morphologisch) auf, oder seine *Funktion* ist gestört. Geschwüre und Geschwülste erkennt man zum Beispiel am Magen im Röntgenbild als Formveränderungen. Als Beispiele für Funktionsstörungen gelten eine fehlerhafte Verteilung des Blutes im Körper oder eine Absonderung des Magensaftes zur falschen Zeit.

Nach der alten falschen Bezeichnung wäre also ein Magengeschwür eine organische und eine Störung der Magensaftabsonderung eine nicht organische Krankheit. Verständlich ausgedrückt muß der Sachverhalt lauten: Ein Geschwür an dem Organ Magen ist

als Formveränderung nachweisbar, während die gestörte Magensaftabsonderung des Organs Magen als funktionelle Störung des Organs nachweisbar ist.
Die Funktionen der Organe werden vom vegetativen Nervensystem gesteuert. Deshalb kann man jede funktionelle Störung eines Organs als Funktionsstörung des vegetativen Nervensystems bezeichnen. Da das vegetative System ein Organ ist, und zwar eines der wichtigsten, sind selbstverständlich alle Funktionsstörungen von Organen *echte organische Krankheiten.*
Die Unterscheidung zwischen organischen und nicht organischen Krankheiten ist auch deshalb nicht aufrechtzuerhalten, weil zwischen Funktionsstörungen der Organe und Formveränderungen fließende Übergänge bestehen. Häufig gehen den Formveränderungen Funktionsstörungen voraus. So kann zum Beispiel eine übermäßige Absonderung von Magensäure (funktionelle Störung = erste Phase) zu einem Magengeschwür führen (Formveränderung = zweite Phase).
Die Funktionsstörung eines Organs muß aber genausowenig zu einer Formveränderung führen wie die Formveränderung eines Organs zu einer Funktionsstörung. So braucht zum Beispiel ein Herzklappenfehler nicht mit Funktionsstörungen einherzugehen, solange das Herz trotz des Klappenfehlers imstande ist, die geforderte Leistung zu erbringen.
Damit kommen wir zu einer weiteren sehr wichtigen Regel: *Jede Funktionsstörung, die zu einer Beeinträchtigung der Leistung eines Organs führt, geht mit Beschwerden einher.* Es gibt keine Leistungsstörung, die nicht Beschwerden hervorruft. Wir können daraus die wichtige Regel ableiten, daß alle Beschwerden und Mißempfindungen der Ausdruck einer Leistungsstörung sind. Von dieser Regel gibt es keine Ausnahme.
Im Gegensatz dazu machen Formveränderungen ei-

nes Organs keinerlei Beschwerden, solange die Funktion des Organs nicht beeinträchtigt ist. Diese Grundregeln sind von großer praktischer Bedeutung. Sie erklären nämlich, weshalb Formveränderungen von Organen — fälschlich als organisch bezeichnet — keine Beschwerden machen und daher gefährlicher sind als Funktionsstörungen, die immer mit Beschwerden einhergehen. So macht zum Beispiel ein Magenkrebs (= organisch, Formveränderung) keinerlei Beschwerden, solange er die Passage der Speisen nicht behindert. Erst wenn er so groß geworden ist, daß er die Magenleistung stört, beginnen Beschwerden.

Man erkennt daraus, daß die Gefährlichkeit einer Erkrankung nicht mit der Beschwerlichkeit parallelgeht, sondern umgekehrt: die gefährlichen Erkrankungen verlaufen oft lange Zeit ohne Beschwerden, bis es zur Heilung zu spät ist.

Bei den ernährungsbedingten Zivilisationskrankheiten ist uns folgende Regel begegnet: Der Gallenstein braucht zu seiner Entstehung mindestens 15 Jahre. Er ist ein typisches Beispiel einer Formveränderung, die keine Beschwerden macht, solange keine Funktionsstörung dazukommt. Erst wenn sich der Stein einklemmt oder anderweitige Komplikation hervorruft, macht er Beschwerden. Diese können sowohl durch einen Ernährungsfehler wie durch einen Ärger oder durch eine seelische Belastung ausgelöst werden.

Wir müssen also festhalten: Um die Zusammenhänge klarzusehen und die Sachverhalte nicht zu verschleiern, tun wir gut, nicht von seelisch bedingten Krankheiten zu sprechen, sondern von lebensbedingten; denn die Seele kann keine Krankheitsursache sein. Wir sprechen schließlich auch nicht von körperlich bedingten Krankheiten, weil der Körper keine Krankheitsursache sein kann. Ebensowenig gibt es nervös

bedingte Krankheiten. Krankheiten können sich zwar an den Nerven äußern, aber nicht von den Nerven verursacht werden.
Seelische Krankheiten (nicht seelisch bedingte) können aber auch auf Ernährungsfehler zurückzuführen sein, ebenso auf Lebenskrisen, auf Fehlverhalten infolge von Erziehungsfehlern zum Beispiel. Diese Erkenntnisse haben in einem neuen Zweig der Medizin, der *psychosomatischen Medizin,* ihren Niederschlag gefunden. In der Psychosomatik findet sowohl in der Diagnostik als auch in der Behandlung nicht nur der Körper (Soma) mit seinen einzelnen Organen, sondern der ganze Mensch als geistig-seelisches Wesen (Psyche) Berücksichtigung. Diese Fachrichtung stellt ein notwendiges Gegengewicht gegen die Spezialisierung in der Medizin dar.
Das vegetative Nervensystem arbeitet also vom Willen völlig unabhängig. Demnach ist es unmöglich, mit dem Willen Organfunktionen zu steuern. Trotzdem bekommt jeder Kranke mit »nervösen« Beschwerden von seiner Umwelt den Rat, mit dem Willen gegen seine Krankheit anzugehen und sich mehr zusammenzunehmen. Natürlich ist dieser Rat sinnlos, da es eben nicht möglich ist, einen körperlichen Vorgang, der dem Willen nicht untersteht, mit dem Willen beeinflussen zu wollen. Der Kranke merkt bald, daß dieser Rat nicht nur nicht durchführbar ist, sondern ihn belastet. Er glaubt, die Verschlechterung läge an seinem schwachen Willen. Dies führt dazu, daß er sich seiner Krankheit gegenüber noch ohnmächtiger fühlt und sich noch unverstandener vorkommt als zuvor.
Der Wille ist weder bei lebensbedingten Krankheiten noch bei irgendeiner sonstigen Krankheit hilfreich, sondern er behindert die Heilung in starkem Maß. Ein Kranker, der mit den untauglichen Mitteln der Wil-

lensanstrengung eine Krankheit zu ändern versucht, verbraucht nutzlos Kräfte. Dadurch wird seine Krankheit eher verschlimmert.
Nicht der Wille, sondern nur Erkenntnisse über die Ursachen seines Versagens, die in seinem Leben und seiner geistigen Einstellung zu suchen sind, können helfen. Die Macht des Willens wird überhaupt stark überschätzt. Über mancher Erziehung steht das Motto: Man kann alles, was man will. Schon kurzes Nachdenken läßt erkennen, daß dieser Spruch nichts anderes ist als ein Wunschtraum. Hinter der Fehleinschätzung des Willens steckt oft eine Verwechslung von Wille und Wunsch. Der Kranke sagt: »Aber ich will doch gesund werden.« Hier verwechselt er den Willen mit Wünschen. Er mag Gesundheit heiß ersehnen, aber »wollen« kann er sie nicht. Denn was ich gerne möchte, ist noch lange kein Wille.
Ebenso häufig begegnen wir einer Verwechslung von Wille mit Seele. Wenn ich in der Sprechstunde einen Kranken darauf hinweise, daß die Ursache seiner Krankheit in seinen Lebensverhältnissen und seiner Weltanschauung zu suchen sei, so erwidert er meist: »Sie meinen also, alles sei bei mir nur seelisch; ich bin aber immer dagegen angegangen.« Aus dieser Äußerung geht hervor, daß der Kranke Wille und Seele gleichsetzt bzw. verwechselt.
Die Lebensprobleme sind unendlich vielfältig; sie zu meistern setzt hohes Wissen voraus. Einige der wichtigsten Probleme seien hier genannt:

- Jeder Mensch ist von Natur aus auf optimale Entfaltung seiner Fähigkeiten programmiert. Wird seine Entfaltung gehemmt, kommt es zu Unlustgefühlen, zu Angst, Ärger, Unzufriedenheit, Depressionen, Aggressionen und Störungen der Organfunktionen.

- Die Gefühle sind ein wichtiger Gradmesser, um Fehler in der Lebensführung aufzuzeigen und zu beseitigen. Der größte Teil des späteren Fehlverhaltens geht auf falsche Einflüsse in der Jugend zurück. Das Erkennen dieser Fehlhaltungen wird erleichtert oder ermöglicht durch den Traum, den königlichen Weg zum Unbewußten, der durch Symbole ausgedrückt wird.
- Die Träume lassen die Macht, Größe und Bedeutung der unbewußten Kräfte erkennen, sie helfen auch bei der Lösung der vielfältigen sexuellen Probleme.
- Schwierigkeiten in der Ehe sind häufige Krankheitsursachen.
- Liebe auf den ersten Blick ist keine Garantie für späteres Glück.
- Der kinderfeindliche Mann ist ein schlechter Ehepartner.
- Das Einzelkind ist ein Problem und verursacht Probleme.
- Das Zusammenleben mehrerer Generationen ist unbiologisch. Falls die Lösung von der Elternbindung nicht stattfindet, ist eine freie Entfaltung und Reifung der Persönlichkeit nicht möglich. Es entstehen Schwierigkeiten in Partnerfindung und Ehe.
- Die jüngere Generation muß die Eltern nicht selbst pflegen, sondern für deren Pflege sorgen.
- Viele leiden unnötig an Schuldgefühlen, weil sie Schuld und Ursache verwechseln. Schuld setzt volle Erkenntnisse in das Fehlerhafte des Tuns und der Absicht voraus.
- Nerven können nicht zusammenbrechen. Es gibt auch keine schwachen und starken Nerven.
- Die Überbewertung des Urteils anderer ist ein Hinweis auf Unsicherheit und gehemmte Entfaltung.

- Unser heutiges Versicherungswesen ist unsozial und unmoralisch. Es prämiiert das Kranksein. Wer gesund bleibt, hat finanzielle Nachteile. Nur wer krank wird, hat die Möglichkeit, etwas von seinem eingezahlten Geld zurückzubekommen. Die Lösung liegt in der Gesundheitskasse, bei der der Versicherte sein Geld behält, solange er gesund bleibt. In der Gesundheitskasse wird die Gesundheit prämiiert und derjenige belohnt, der etwas für seine Gesundheit tut.
- Das Abgewöhnen des Rauchens ist keine Willenssache, sondern setzt höchste Erkenntnis voraus.

Was notwendig ist, um den Zivilisationskrankheiten wirksam begegnen zu können, habe ich damit in diesem Buch deutlich gemacht. Jetzt liegt es bei jedem selbst, auch danach zu handeln.

Register

NATÜRLICHE HEILMETHODEN

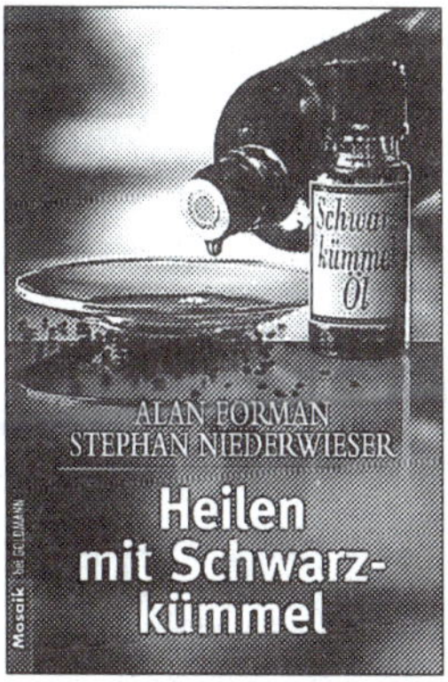

16122

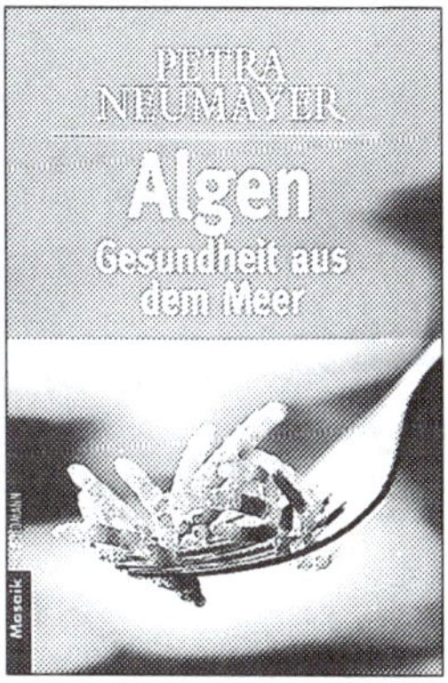

16129

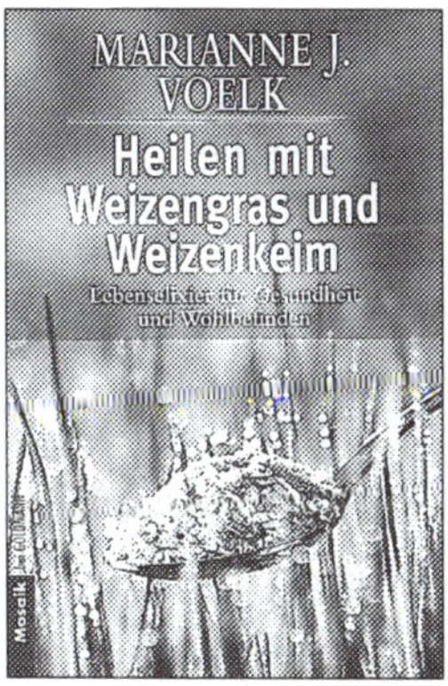

16153

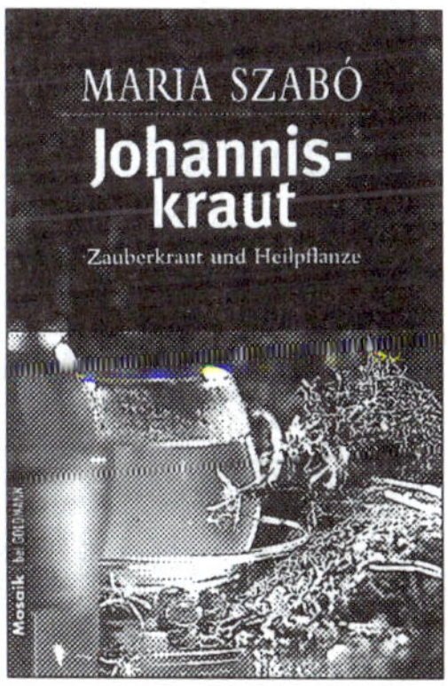

16152

Mosaik bei GOLDMANN

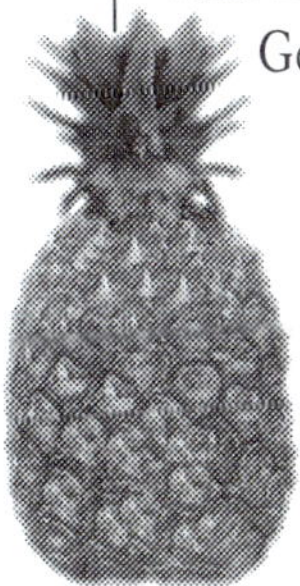

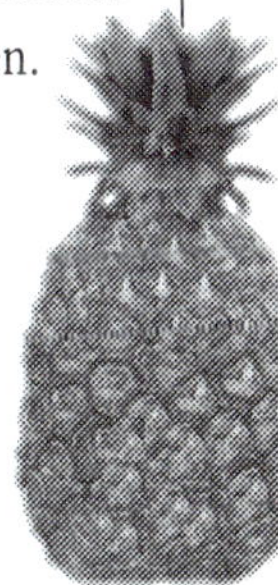

SCHÖNHEIT/ GESUNDHEIT/ERNÄHRUNG

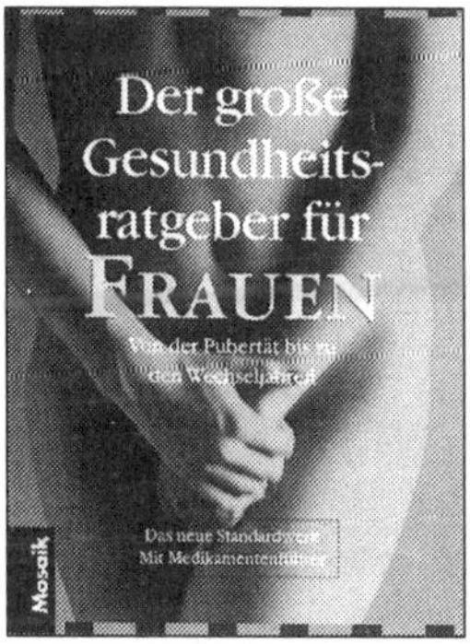

10627

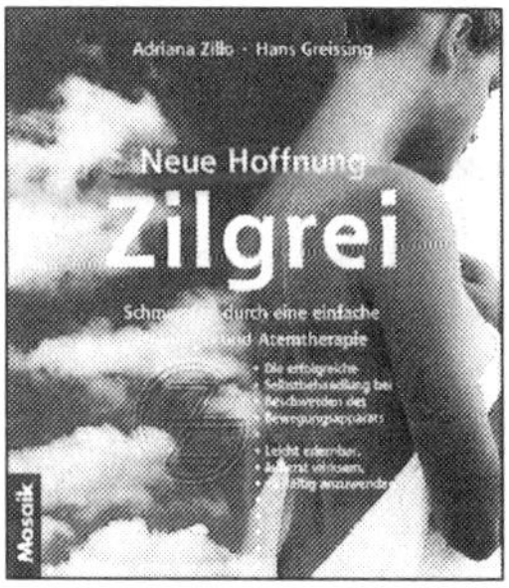

11109

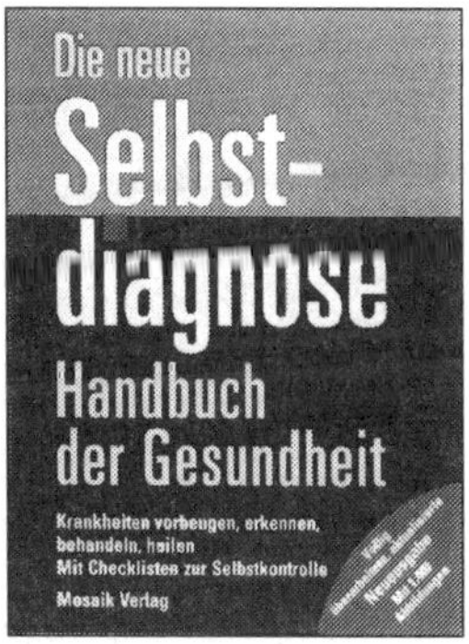

10509

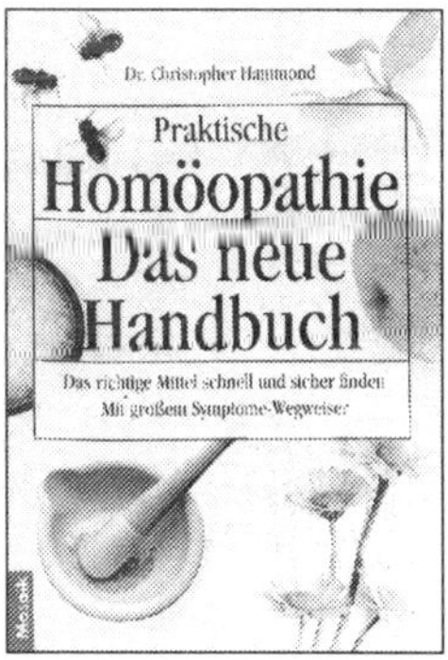

10599

Mosaik

SCHÖNHEIT/ GESUNDHEIT/ERNÄHRUNG

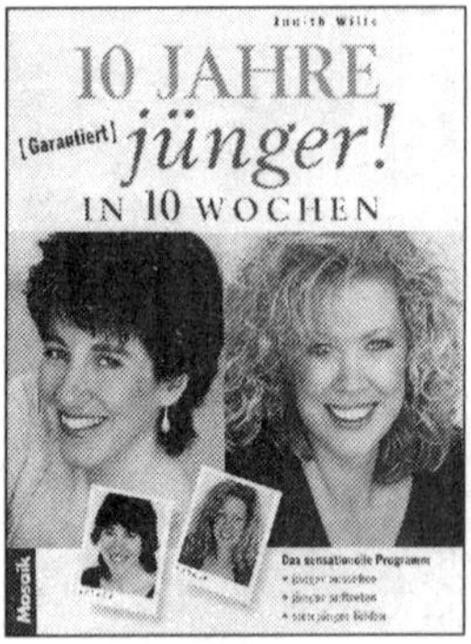

11156

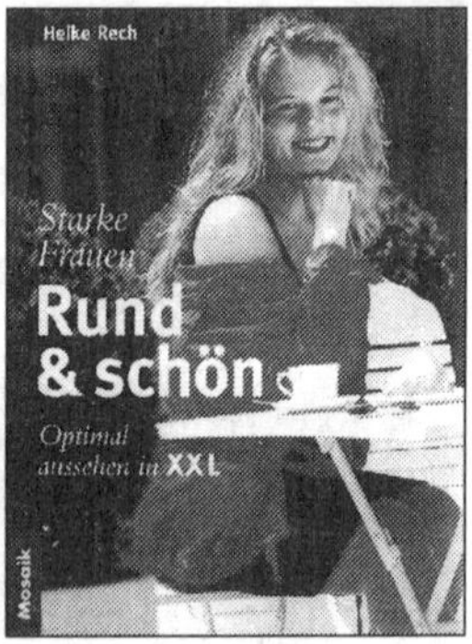

10753

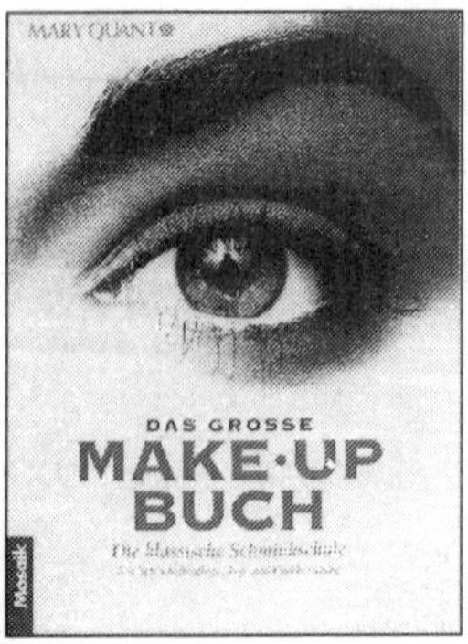

10752

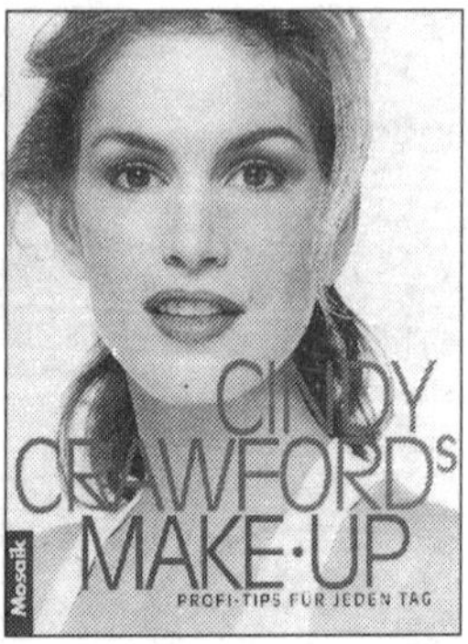

10765

Mosaik